DOCTEUR E. SUZEAU

AVIS aux FAMILLES

SUR UNE DES MALADIES LES PLUS GRAVES DE L'ENFANCE.
EXPOSÉ SOMMAIRE D'UN NOUVEAU PLAN
D'INSTRUCTION PRIMAIRE.

LETTRES SUR L'HYGIÈNE

ADRESSÉES AUX ARTISANS DE LA VILLE DE THIERS

(COUTELLERIE ET PAPETERIE)

HYGIÈNE PUBLIQUE

Lettre à mes concitoyens sur les moyens de prévenir les Épidémies

---

Prix : 1 franc

A THIERS

IMPRIMERIE DE TREILLE DE GRANDSAIGNE

Et chez les Libraires du département du Puy-de-Dôme.

1873

AVIS aux FAMILLES

SUR UNE DES MALADIES LES PLUS GRAVES DE L'ENFANCE.
EXPOSÉ SOMMAIRE D'UN NOUVEAU PLAN
D'INSTRUCTION PRIMAIRE.

LETTRES SUR L'HYGIÈNE

ADRESSÉES AUX ARTISANS DE LA VILLE DE THIERS

(COUTELLERIE ET PAPETERIE)

HYGIÈNE PUBLIQUE

Lettre à mes concitoyens sur les moyens de prévenir les Épidémies

Par le Dr E. SUZEAU

ANCIEN INTERNE LAURÉAT DES HÔPITAUX DE NÎMES ET DE MONTPELLIER
MEMBRE CORRESPONDANT ET LAURÉAT
DE L'ACADÉMIE DES SCIENCES ET BELLES-LETTRES DE CLERMONT-FERRAND
MEMBRE FONDATEUR DE LA SOCIÉTÉ MÉDICALE DE CLERMONT-FERRAND
SECRÉTAIRE DU CONSEIL D'HYGIÈNE ET DE SALUBRITÉ PUBLIQUE
DE L'ARRONDISSEMENT DE THIERS

A THIERS

IMPRIMERIE DE TREILLE DE GRANDSAIGNE

Et chez les Libraires du département du Puy-de-Dôme.

1873

TABLE DES MATIÈRES

ERRATA

Page 26, au lieu de : *plus influent role*, lisez : *rôle plus influent*.

Page 29, au lieu de : *autant d'artifice*, lisez : *tant d'artifice*.

Page 32, au lieu de : *mon sujet de vie*, lisez : *mon sujet de vue*.

Page 40, au lieu de : *qu'on ne remontre*, lisez : *qu'on ne rencontre*.

Page 48, au lieu de : *qui sécrètent*, lisez : *que sécrètent*.

AVANT-PROPOS

La ville de Thiers est connue dans le monde industriel, depuis plus de trois siècles, par ses fabriques de couteaux, ciseaux et rasoirs et par ses papeteries.

La circonscription industrielle de cette cité rayonne, à cinq lieues à la ronde, dans toutes les communes limitrophes et peut comprendre une population de 16,500 ouvriers de tout âge et de tout sexe. (1)

La division du travail est portée à un degré extrême et plus de 20 personnes prennent part à la confection d'un couteau, depuis le moment où la matière première entre en gare, jusqu'à celui où l'instrument achevé sort des fabriques pour ses nombreuses destinations.

Il résulte de ce mode de fabrication certains inconvénients qui peuvent porter atteinte à la santé des ouvriers. Or, la maladie détermine le chômage et le chômage conduit inévitablement à la misère.

Prévenir les ouvriers, sur les conditions nuisibles de leur travail et leur apprendre les moyens d'en neutraliser les funestes résultats, n'est-ce pas travailler activement à la destruction du paupérisme, ce fléau des villes industrielles ?

J'ai tenté d'atteindre ce but en publiant ces lettres sur l'hygiène et je m'estimerais heureux si mes conseils fructifiaient dans les familles des artisans.

---

(1) Rapport de M. R. Marilhat à la chambre de commerce du 6 mars 1859.

J'ai fait suivre ces lettres sur l'hygiène professionnelle de considérations sur l'hygiène publique et j'ai donné des conseils à mes concitoyens pour prévenir les épidémies.

Pour quiconque a entendu parler de l'état de la ville de Thiers, il y a un demi siècle, il est incontestable que de grands progrès ont été accomplis par les édiles qui se sont succédés.

Toutefois il reste beaucoup à faire pour que notre cité occupe une place importante, au point de vue de la salubrité publique ; et nous faisons, à ce sujet, des vœux qui, nous en sommes sûrs, ne tarderont pas à recevoir une complète satisfaction.

L'Avis aux Familles qui précède les lettres sur l'hygiène n'était pas destiné à cette publication. J'ai cependant pris le parti de le faire imprimer en tête de ce travail, à cause des relations étroites que mes idées sur l'éducation de l'enfance, ont avec l'avenir des populations industrielles,

Thiers, le 17 novembre 1873.

AVIS AUX FAMILLES

Sur une des maladies les plus graves de l'Enfance

EXPOSÉ SOMMAIRE D'UN NOUVEAU PLAN D'INSTRUCTION PRIMAIRE

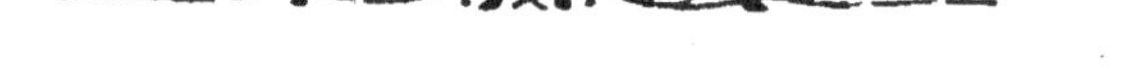

Il est une maladie qui fait de nombreuses victimes parmi les enfants de six à dix ans.

En voici les traits les plus remarquables :

Au moment où les parents ont pu arracher leur enfant aux premiers écueils de la vie : dentition, croup, affections vermineuses, et se délectent en voyant s'épanouir le plus beau des priviléges de l'humanité, l'intelligence ; apparaît tout à coup un ennemi redoutable, à marche insidieuse qui se révèle par la prostration des forces, l'assoupissement d'où l'enfant sort à des intervalles irréguliers en poussant ce cri déchirant : ma tête ! ma tête ! et en vomissant toutes les matières contenues dans son estomac. Cet ennemi qui s'est glissé au foyer de la famille et menace d'un trépas presqu'inévitable la victime sur laquelle il s'est abattu porte le nom de *méningite tuberculeuse. Le cri encéphalique,* connu de tous les médecins, frappe de terreur les membres de la famille qui l'ont entendu parce qu'il est presque toujours un signal précurseur du glas funèbre.

Un phénomène saillant de la première période de cette maladie consiste en une morosité et une irritabilité extrêmes.

S'assoupir, se réveiller en criant, vomir et tout refuser avec colère, voilà les traits principaux de la *méningite tuberculeuse.* A ce propos, j'émettrai ici une réflexion qui mérite d'attirer toute l'attention de mes lecteurs. Combien d'enfants irascibles et poussant des cris aigus sont considérés par leurs parents comme des êtres méchants dignes de punition, alors qu'ils se débattent sous les serres d'un mal qui a profondément modifié leur moral et qu'ils méritent toute notre pitié !

Quelles sont les causes de cette terrible maladie ?

Elles sont de deux ordres : les unes sont physiques, les autres morales.

Parmi les premières , le lymphatisme , le vice scrofuleux, l'insolation, les coups portés à la tête, et surtout une sensibilité extrême de tout le système nerveux. Chacun a pu remarquer quelques-uns de ces enfants qu'un rien met en colère, qui sont doués d'une aptitude merveilleuse à percevoir le plaisir et la douleur. Malheur à ces petits êtres, si les personnes chargées de leur éducation n'ont pas sans cesse devant les yeux la solution de ce problème : *remplacer l'irritabilité nerveuse par la force musculaire.*

Si les parents ou les directeurs de l'éducation des enfants ne se préoccupent pas de la solution de ce problème ; si au contraire le maître qui a rencontré une plante destinée à produire de beaux fruits intellectuels, la fait végéter activement, pour sa plus grande gloire et la tient enfermée dans la serre chaude de l'étude; alors ces êtres pétris de matière nerveuse souffrent de tout, pendant leur enfance et deviennent facilement la proie de la *méningite tuberculeuse,* pour peu que les circonstances extérieures les y poussent.

Il est surtout dans la carrière des études de l'enfance une condition nuisible, sur laquelle on n'a pas suffisamment porté l'attention des familles, je veux parler des *exercices forcés de la mémoire.*

Je retracerai, à ce propos les confidences d'un de mes amis intimes que j'ai connu pendant mes études médicales à Montpellier, et qui avait fait ses premières classes dans un collége du Midi de la France. Je lui cède la parole :

« Je me souviens avoir eu pour instituteur un homme qui prenait la tête des enfants pour une espèce de magasin dans lequel il tâchait d'amonceler, non des idées, mais des mots. Deux fois par jour, je me livrais à cet approvisionnement terrible de mon cerveau, sans réussir à obtenir les éloges décernés aux élèves qui doués d'une meilleure mémoire récitaient textuellement les fragments des livres mis entre leurs mains. S'il m'arrivait de changer les termes ou la tournure de la phrase à réciter, j'étais réprimandé sévèrement et si je m'aventurais à objecter que mes paroles avaient un sens analogue, j'étais remis à l'ordre par ces mots foudroyants: monsieur ! vous raisonnez !...

» Quelquefois je persistais pour avoir le cœur net sur mes

objections, et alors je recevais une interdiction de parler suivie d'un *pensum* consistant à noircir du papier pendant une ou deux heures en copiant quelques vers classiques.

» Je ne me rappelle jamais sans amertume ces heures de classe, parce que le *travail forcé de la mémoire* auquel j'étais astreint me fatiguait et m'attristait. Je sentais instinctivement que je perdais mon temps et mes forces intellectuelles à retenir dans les *casiers* de ma mémoire une foule de mots dont les uns chassaient les autres. »

Eh bien, je regarde, après y avoir mûrement réfléchi cette corvée intellectuelle comme une des causes morales les plus influentes sur la production de la *méningite tuberculeuse*.

Si certaines organisations résistent par une force vitale supérieure à cette mauvaise culture, il en est plusieurs qui succombent, et sur ces sujets livrés outre mesure aux efforts de la mémoire, pour enregistrer beaucoup de mots et peu d'idées, les maladies du cerveau deviennent rapidement mortelles.

Combien ne serait-il pas plus rationnel, plus hygiénique de faire découler l'instruction, des phénomènes naturels qui frappent l'attention des enfants et dont leur curiosité demande l'explication! Pendant les promenades, l'enfance est questionneuse, et l'histoire naturelle simplement exposée servirait de pâture agréable à ces jeunes intelligences qui s'épanouissent à la vie. Pendant les jours de mauvais temps, les panoramas, les tableaux, seraient une source intarissable de récits amusants que les élèves répéteraient, chacun à leur façon et avec des termes équivalents à ceux du maître ; les facultés naturelles se feraient jour, et à la place de machines parlantes qui répéteraient les mots d'un livre, on aurait l'examen d'individualités naïves s'épanouissant sans fatigue, en toute liberté. Ces causeries, j'en suis sûr, loin d'être une corvée pour les jeunes élèves seraient un délicieux passe-temps et leur santé n'en éprouverait aucune atteinte pénible. Viendrait ensuite le chant, la gymnastique et ces concours dans lesquels un bon *dynamomètre* servirait à décerner les prix de la force musculaire. Ces épreuves où la justice délivrerait les palmes, sans possibilité de récriminations, feraient le plus grand bien au corps dont on apprécierait la vigueur croissante, stationnaire ou rétrograde, et au moral qu'on habituerait à voir *sans envie* récompenser le vrai mérite.

Les idées que j'émets devront s'appliquer à l'éducation des deux sexes.

Jetons maintenant un coup d'œil sur le traitement de la *méningite tuberculeuse*. Je n'entrerai pas dans l'examen critique des médications qui ont été proposées pour combattre cette maladie terrible. Je me bornerai, en m'adressant aux familles, à leur affirmer que tous les remèdes ont échoué, dès que la vraie *méningite tuberculeuse* a éclaté. Cette opinion, basée sur l'observation de faits nombreux, doit-elle nous mener à l'inertie du fatalisme? Loin de moi cette pensée. Je constate seulement le danger extrême qui s'attache à cette maladie confirmée, afin que les familles averties des faibles ressources de la médecine curative, s'empressent d'hores et déjà de se réfugier entre les bras de la médecine préventive ou *hygiène*, dont les ressources sont incalculables.

LETTRES SUR L'HYGIÈNE

ADRESSÉES

AUX ARTISANS DE LA VILLE DE THIERS

PREMIÈRE LETTRE
(11 mai 1873)

Hygiène Morale.

MES AMIS,

Mon intention est de causer familièrement avec vous sur les inconvénients et les dangers de vos professions, afin qu'éclairés sur les causes vous puissiez en prévenir les funestes résultats.

Mieux vaut prévenir que guérir, m'a toujours paru une excellente devise.

Toutefois avant d'entrer dans les détails relatifs à la manufacture de la coutellerie et autres états, je vous demanderai la permission de vous adresser quelques conseils *d'hygiène morale.*

La Société actuelle se compose de deux catégories principales : Les hommes qui produisent et les hommes qui consomment, ou, en d'autres termes, les travailleurs et les capitalistes.

Ces deux classes qui, dans les temps anciens, étaient nettement dessinées tendent à se fondre l'une dans l'autre avec les progrès de la civilisation.

L'exploitation de l'homme par l'homme diminue tous les jours, pour faire place à l'exploitation du globe par l'homme.

Il existe cependant une sourde hostilité dans les esprits. Le travailleur porte envie au possesseur du capital et ce dernier suspecte souvent et même redoute le travailleur.

Cet antagonisme, résultat d'un malentendu, devrait cesser si les hommes savaient mieux apprécier leurs situations respectives.

Et d'abord pourquoi le travailleur convoiterait-il une position que l'ordonnateur suprême des sociétés ne lui a pas départie !

Est-ce que dans un concert tous les artistes jouent la même note avec le même instrument, et la beauté de l'ensemble ne provient-elle pas de l'heureux accord des différentes parties.

Si tel homme en naissant se trouve placé à la tête du capital, tel autre destiné à employer ses forces et son intelligence au service de la société, n'existe-t-1 pas un lieu commun pour les unir, je veux parler du sentiment de fraternité que le Christ est venu propager sur la terre, sentiment sublime qui doit effacer tous les antagonismes, refouler dans le néant toutes les horreurs de la guerre et faire comprendre aux hommes le grand principe de la *solidarité.*

A ce propos, qu'il me soit permis de vous citer une fable. — Elle aura le double avantage de calmer les sourdes irritations qui vous tourmentent et de faire passer quelques beaux vers sous vos yeux :

L'AVEUGLE ET LE PARALYTIQUE

PAR FLORIAN

Aidons-nous mutuellement

La charge des malheurs en sera plus légère

Le bien que l'on fait à son frère

Pour le mal que l'on souffre est un soulagement.

Confucius l'a dit : suivons tous sa doctrine.

Pour la persuader aux peuples de la Chine

Il leur contait le trait suivant :

Dans une ville de l'Asie

Il existait deux malheureux

L'un perclus, l'autre aveugle et pauvres tous les deux,

Ils demandaient au ciel de terminer leur vie ;

Mais leurs vœux était superflus,

Ils ne pouvaient mourir. Notre paralytique

Couché sur un grabat dans la place publique

Souffrait sans être plaint ; il en souffrait bien plus.

L'aveugle à qui tout pouvait nuire

Était sans guide sans soutien ;

Sans avoir même un pauvre chien

Pour l'aimer et pour le conduire.

Un certain jour il arriva

Que l'aveugle à tâtons, au détour d'une rue,

Près du malade se trouva.

Il entendit ses cris, son âme en fut émue.

Il n'est tels que les malheureux

Pour se plaindre les uns les autres.

« J'ai mes maux, lui dit-il, et vous avez les vôtres

« Unissons les, mon frère, ils seront moins affreux. »

— « Hélas, dit le perclus, vous ignorez, mon frère

« Que je ne peux faire un seul pas,

« Vous même vous n'y voyez pas ;

« A quoi nous servirait d'unir notre misère ? »

— « A quoi, répond l'aveugle ; écoutez, à nous deux

« Nous possédons le bien à nous deux nécessaire,

« J'ai des jambes et vous des yeux.

« Moi je vais vous porter, vous, vous serez mon guide,

« Vos yeux dirigeront mes pas mal assurés ;

« Mes jambes à leur tour iront où vous voudrez.

« Ainsi sans que jamais notre amitié décide,

« Qui de nous remp ira le plus utile emploi

« Je marcherez pour vous, vous y verrez pour moi. »

Ne voit-on pas, mes amis, que dans cette fable, le travailleur est représenté par l'aveugle et le capitaliste par le paralytique ? L'un marche, l'autre fait marcher.

Examinons d'abord l'état du premier — Il est atteint d'un aveuglement moral quand il néglige de cultiver son cœur et son intelligence.

Et d'abord pourquoi n'accepterait-il pas sans murmure la position que sa naissance lui a dévolue. Est-ce qu'il est irrévocablement rivé dans une caste dont il lui est défendu de sortir ? Est-ce qu'il ne peut pas à force d'économie et d'ordre, émerger des bas fonds de la société et conquérir honorablement une meilleure place au soleil ? Est-ce qu'il ne doit pas voir des frères dans les capitalistes, et s'il interroge son passé est-il bien sûr qu'il n'aurait jamais abusé de la fortune s'il eût eu la chance d'être riche ? qu'il cesse donc de laisser dévorer son cœur par le démon de l'envie, qu'il élève ses sentiments dans une sphère supérieure, et tende à se révéler de plus en plus aux hommes du capital par des qualités qui commanderont leur estime et leur sympathie.

Arrivons à la culture de l'intelligence,

Si le travailleur, au lieu de se livrer à des plaisirs qui abrutissent, consacre ses loisirs à l'étude, s'il applique les conquêtes de la science à son industrie, il peut arriver à des résultats inespérés, à des profits magnifiques, savourer les jouissances du producteur, du savant et du capitaliste, goûter dans sa famille toute la somme de bonheur dont l'homme peut jouir sur cette terre, et laisser en mourant à ses enfants l'héritage des bons exemples, et d'une vie laborieuse et honorable.

— 5 —

Passons, mes amis, au capitaliste, que représente le paralytique dans la fable de Florian.

Si cet homme laisse sommeiller ses facultés, s'il n'est préoccupée que des jouissances matérielles que sa fortune lui permet d'accumuler, qu'arrive-t-il? L'obésité, la pierre, la gravelle, la goutte fondent sur lui comme sur leur proie et souvent, comme l'a dit un poëte moderne, lui font éprouver
En deux moments deux siècles de douleur.

Voilà pour le corps.

Quant aux facultés morales et intellectuelles négligées, incultes, voici les résultats de cet état déplorable. Le capitaliste que domine l'égoïsme voit se rétrécir la source des jouissance auxquelles va largement puiser l'homme d'études. Habitué à tout concentrer en lui, à tout faire converger vers lui comme vers un centre, il néglige les actes de bienfaisance, causes de tant d'émotions heureuses; il se paralyse, manifeste à son entourage des perturbations morales décrites par les aliénistes et arrive fatalement au dégoût de la vie dont il veut très-souvent hâter la destruction.

Que faut-il donc pour que le travailleur et le capitaliste remplissent dignement leur mission ?

Il faut, mes amis, que le capitaliste n'oublie jamais que tous les hommes étant égaux devant Dieu, doivent s'assister comme des frères.

Il faut que le travailleur pénétré de sa dignité d'homme se garde bien de porter envie à certains individus parcequ'ils possèdent un plus grand nombre de pièces métalliques. — S'instruire et se moraliser, voilà qu'elle doit être sa devise.

Aussi, mes amis, ne saurais-je trop vous mettre en garde contre ces adulateurs des artisans qui sèment la haine pour récolter la guerre civile. Ces tribuns dangereux retardent le moment de l'émancipation des pauvres en les excitant contre les riches, et l'avénement de cette période heureuse de la civilisation où toutes les facultés humaines convergeront vers ce but : destruction du mal physique et du mal moral et affermissement du règne de la justice.

Au revoir, mes amis.

<hr>

DEUXIÈME LETTRE
(18 mai 1873).

—

AUX ÉMOULEURS

Questions des moteurs. — Du barrage de la Durolle.

—

Mes amis,

Avant d'aborder le terrain des conseils hygiéniques concernant votre profession , permettez-moi de jeter un coup d'œil sur le cours d'eau dont vos *rouets* peuplent les rives et dont les flots précieux aux industries thiernoises n'ont pas suffisamment fixé votre attention.

La *Durolle*, ce moteur économique que la nature a renfermé dans le lit étroit de la vallée qui termine la chaîne des montagnes du Forez, la *Durolle*, dis-je, a été traitée par vous, comme on fait, dans le monde, de certains amis dévoués, dont on n'estime pas les mérites, pendant qu'on jouit inconsciemment de leur affection.

Eh bien, mes amis, je ne crains pas de vous le dire, regardez-y de plus près, — songez aux bienfaits de cette rivière, pensez à toutes les fortunes qu'elle a fondées, à toutes les existences qu'elle a soutenues en leur donnant un travail rémunérateur et vous arriverez avec moi à reconnaître que vous avez été plus d'une fois ingrats envers ce modeste cours d'eau qui donne, avec le concours de vos laborieuses mains, un magnifique poli à ces divers produits de la *coutellerie Thiernoise* que le commerce a fait pénétrer dans toutes les parties du monde connu.

Ce cours d'eau est un puissant moteur économique donné par la nature à l'industrie et je n'ai pas besoin, d'entrer dans de longues explications, pour vous prouver combien il l'emporte sur les autres moteurs que possède l'humanité et qui sont :

1° La puissance musculaire de l'homme et des animaux ;

2° L'électricité ;

3° La vapeur,

La puissance musculaire, outre que son emploi affecte péniblement notre sensibilité, exige l'achat dispendieux de cette puissance, nécessite un entretien plus dispendieux encore, et nous expose à des interruptions fréquentes.

L'électricité est un agent d'une grande force, mais son emploi dispendieux, sous tous les rapports, n'a pu être utilisée, jusqu'à ce jour, pour produire les résultats nécessaires à une usine, sur une grande échelle.

Reste la *vapeur* sur laquelle on a fondé tant d'espérances et qui rend déjà tant de services.

Mais ici, mes amis, nous trouvons encore des obstacles sérieux. Et d'abord il faut de l'eau que le calorique est appelé à vaporiser. Outre que ces machines coûtent beaucoup, se dérangent souvent, exigent la surveillance éclairée d'un mécanicien, reconnaissez avec moi que le combus-

tible est une substance dont l'épuisement et l'enchérissement font tous les jours de redoutables progrès.

Au train dont vont les choses, sir William Armstrong, le rénovateur de l'artillerie anglaise, estime que dans deux siècles, la houille sera devenue en Angleterre un objet de curiosité exposé sous verre, dans les galeries minéralogiques.

« Que deviendra alors, dit un » journaliste, la puissance de ce pays » tout industriel quand le vieux roi » *charbon* abdiquera et que seront » taris les trésors des *Indes-Noires ?* » Si, du jour au lendemain ce char- » bon, qu'à peine daigne-t-on regar- » der, venait à faire défaut, la civili- » sation moderne, arrêtée dans son » développement, reculerait de plu- » sieurs siècles, et c'est pourquoi, si » le *Pater* était à refaire, il serait bon » d'y ajouter la demande de notre » houille quotidienne. »

Placés à ce point de vue, je n'ai pas besoin de vous dire combien les cours d'eau sont précieux et méritent d'être utilisés, avec intelligence, sur la plus grande échelle possible.

La *Durolle* est un moteur puissant, économique, mais un moteur irrégulier. — C'est le devoir de l'homme industrieux de tendre à ce que ce défaut disparaisse, et je n'ai jamais pu comprendre qu'en 1863, les industriels intéressés à obtenir ce résultat, se soient opposés au barrage destiné à atteindre ce but. On les a endoctrinés pour leur faire signer une protestation contre le barrage en amont de Thiers. C'est comme si on faisait pétitionner un agriculteur contre la régularité des saisons.

On a poussé l'artisan de la vallée à

diminuer volontairement son actif, en l'exposant souvent au chômage.

Or, mes amis, savez-vous ce qu'est le chômage ?

Ce n'est rien moins qu'un fléau pour vous et pour les industries thiernoises.

Pour vous le chômage a de nombreux inconvénients :

1° Il ruine vos économies ;

2° Il vous jette dans les bras de l'oisiveté qui est la mère de tous les vices ;

3° Il enraye la carrière des apprentis et porte préjudice à votre habileté manuelle par de trop longues interruptions de votre travail.

L'exercice de votre profession n'est sujet qu'à trop d'inconvénients, même pendant que l'eau abonde, sans y joindre volontairement, ses longs temps d'arrêt causés par la *sécheresse*.

Examinons maintenant les effets que produit le chômage prolongé, au point de vue de l'intérêt général de nos industries.

Le fabricant qui vous envoie ses produits à émoudre et à polir est trop souvent interrompu par les temps d'arrêt de l'émouleur pour pouvoir exécuter avec précision les commissions qui lui sont données. Jamais, non, jamais il ne peut assurer les commerçants indigènes ou étrangers qui sont avec lui en relations d'affaires, qu'à tel jour, ils recevront les articles commissionnés. Or, les foires et les marchés qui servent de débouchés au produits de l'industrie thiernoise arrivant à des époques fixes, le commettant qui ne peut compter sur l'exactitude du manufacturier de Thiers, lui tourne le dos et va frapper à d'autres portes, afin d'y trou-

ver des conditions plus favorables. Pendant ce temps, si des localités rivales reconnaissant le défaut de la cuirasse de l'industrie thiernoise, s'efforcent de la supplanter, elles s'exerceront à combler les lacunes de cette fabrique et feront le vide autour d'elle.

Alors s'accompliront, si l'on n'y met ordre, les prévisions qu'on peut lire dans mon mémoire de 1846 (1). Voici mes paroles à cette époque :

» Il est un fait qui frappe l'obser-
» vateur attentif au destinées des villes
» manufacturières. c'est le dépérisse-
» ment de certaines industries, sur le
» sol où elles naquirent et leur migra-
» tion en d'autres lieux. Ces change-
» ments funestes qui laissent la misère
» et la dépopulation dans le berceau de
» ces industries, ne sont jamais le ré-
» sultat de causes spontanément déve-
» loppées, mais bien de conditions
» nuisibles qui agissent à la longue,
» et dont on n'aperçoit les effets dé-
» plorables que lorsqu'il n'est plus
» temps d'y obvier. »

J'espère, mes amis, que les tristes résultats que j'ai signalé ne s'observeront pas à Thiers.

Les intentions malveillantes de certains esprits contre les patrons qu'ils croient disposés à les exploiter feront place à une appréciation plus saine de leurs véritables intérêts. Ils comprendront *que* se dévouer à la prospérité de notre cité industrielle, c'est travailler à l'amélioration de leur destinée. Car rien n'est plus fréquent que de voir le fils d'un ouvrier pauvre devenir patron à son tour et servir d'appui glorieux à la vieil-

(1 Considération sur la ville de Thiers, envisagée sous le rapport médical et industriel, mémoire adressé au corps médical de cette ville,

lesse de ses parents. — *Quels* regrets amers ne se réserverait pas le père, *qui*, dans ses injustes défiances, aurait semé la discorde entre les ouvriers et les patrons, quand il verrait surgir, parmi ses enfants, un homme de génie destiné à améliorer sa position et à étendre au loin l'influence commerciale de notre cité !

Aussi, je ne peux, mes amis, me résoudre à croire que vous resterez toujours dans l'inertie du fatalisme, en présence des maux que vous apportent les chômages dus à la Durolle. Vous étudierez cette grande et belle question de l'emmagasinement de ce précieux cours d'eau, de manière à obtenir, aux meilleures conditions possibles, cette régularité de travail tant désirée et vous n'oublierez pas cette fameuse maxime de nos voisins d'Outre-Manche :

Le temps est de la monnaie.

Au revoir, mes amis,

TROISIÈME LETTRE
(25 mai 1873)

Rupture des Meules et des Polissoirs.

Mes amis,

Si dans la lettre qui précède, je vous ai engagés à sortir de votre indifférence, en vue de régulariser le travail des usines et faire prospérer les manufactures de Thiers, je porterai aujourd'hui votre attention sur un objet non moins important, je veux parler des lésions chirurgicales et des maladies qui sont inhérentes à l'exercice de votre profession.

Parlons d'abord des lésions chirurgicales.

En première ligne, je placerai les accidents nombreux et variés provenant des ruptures de meules.

En 1844, je suis appelé dans la rue St.-Jean, par deux jeunes émouleurs qui réclament mon assistance avec une grande animation. Je les suis sur-le-champ, et j'arrive à huit heures du matin, auprès d'un corps humain qu'on avait transporté, d'un rouet voisin, dans le rez-de-chaussée de son pauvre domicile.

On me raconte que la meule de cet ouvrier émouleur s'est rompue en deux fragments, a lancé cet homme vers le plafond et que retombé sur le sol, il a vomi son sang et n'a donné aucun signe de vie.

Je l'examine avec attention — la face est pâle, décolorée, la bouche pleine de sang spumeux — l'œil entr'ouvert, sans expression — les lèvres bleuâtres.

La tête ne porte l'empreinte d'aucune blessure. A la région précordiale, je constate une dépression. Je palpe les côtes et j'en trouve deux brisées. Les téguments sont décolorés et froids.

Je ne découvre aucun indice de pouls aux artères radiales — je demande un cautère incandescent que j'applique sur la plante des pieds — nul signe de sensibilité — j'avais affaire à un cadavre.

Voici quelques détails sur ce terrible accident :

Le nommé X..., âgé de 30 ans, avait, la veille, acheté d'un autre émouleur, une meule de grès que ce dernier suspectait. X... plus hardi l'avait montée et s'en était servi pour émoudre des lames. — Il était seul dans le rouet, quand il s'allongea sur sa planche et devint victime de l'accident que nous avons rapporté.

Les autres émouleurs pénétrèrent dans la pièce où venait de périr leur camarade. Ils le trouvèrent pelotonné sur lui-même et gisant sur la face. — Sa veste portait, à sa partie postérieure quelques traces des planches vermoulues du plafond que son corps avait brisées, ils ne l'avaient point entendu crier, et n'avaient pu en tirer aucune parole.

Sa mort avait donc été instantanée, le fragment de meule ayant rompu deux côtes et frappé violemment le poumon gauche et le cœur.

Peut-on voir un spectacle plus désolant! Cet ouvrier sort de sa maison plein de vie et quelques minutes après on y rapporte un cadavre!...

Impressionné vivement par la scène déchirante qui se passait autour de moi, je rentrai dans mon cabinet avec la résolution de m'occuper sérieusement de cette cause de mort ou de blessures graves pour les émouleurs.

J'étudiai d'abord les conditions favorables aux ruptures des meules et j'entrepris une enquête sur ce sujet. Je parcourus les rouets de la ville et de la campagne, prenant des notes et bien décidé à stimuler énergiquement les esprits routiniers, si j'acquerrais la conviction qu'on peut prévenir ces terribles accidents.

Je vous ferai part, mes amis, de quelques particularités de mon enquête.

Un jour, après avoir expliqué à un viel émouleur de la ville l'objet de ma visite, il me répondit tranquillement :

Que voulez-vous, monsieur, ces accidents sont attachés à notre état. Un émouleur ressemble à un soldat qui va à la bataille; il en est qui périssent, d'autres qui en sortent sains et saufs. Quand on entre dans un rouet, on ne peut savoir si on en reviendra. Il y a des *sorts* pour tout homme.

Mais, lui répondis-je, il me semble que vous prenez trop facilement votre parti sur les accidents redoutables que vous courez. Au lieu de croire à une fatalité qui épargne les uns et fait périr les autres, ne devriez-vous pas étudier à fond cette question importante et ne subir ces accidents qu'après avoir constaté qu'ils sont au-dessus des précautions dont l'intelligence humaine peut disposer?

Il me regarda d'un air insouciant et se remit à travailler.

Une autre fois, c'était en 1846, j'allai visiter un rouet de la campagne — j'y trouvai trois jeunes gens de 20 à 30 ans qui sont émouleurs et n'ont jamais quitté leur village, sauf pour venir à Thiers, de dimanche en dimanche. pour y apporter leur travail et en rapporter des lames à émoudre. Je les interrogeai sur les ruptures de meules et les accidents qui en résultent. Celui auquel je m'adressai me regarda d'un air défiant et comme je lui en demandais la cause, il finit par m'avouer qu'il redoutait un *charme*; que des magiciens passaient, de temps en temps, dans les rouets pour jeter un *sort* sur les roues, et qu'après leur départ on se trouvait arrêté, à chaque instant, par ce qu'il appela *de ditornà*.

Je vous raconte aujourd'hui cette entrevue, afin de vous faire comprendre combien les esprits ont progressé depuis cette enquête. La crédulité régnait alors parmi les émouleurs de la campagne et paralysait toutes les recherches tendant à prévenir les accidents dont ils sont menacés. Un regard fascinateur, un *sort* jeté, la visite d'un magicien, suffisaient à contenter leur imagination avide du merveilleux, et engourdir leur intelligence dans l'ornière de la routine.

Lorsque je voulus faire comprendre à mon interlocuteur qu'on pourrait, moyennant certaines précautions, éviter les ruptures de meules et qu'il leur serait facile d'émoudre leurs lames dans une position plus favorable à leur santé, il me répondit qu'on ne tiendrait aucun compte de mes idées parce que les habitudes du rouet étaient trop enracinées. Il m'apprit que, depuis son entrée à l'usine, il avait vu six ruptures de meules et qu'un accident de ce genre lui avait enlevé son père à l'âge de 44 ans.

Je vous avoue, mes amis, que je ne pus m'empêcher de montrer à ces jeunes gens, combien j'étais stupéfait du degré auquel ils poussaient l'esprit de routine.

Alors mon interlocuteur me regarda de travers, s'étendit indifféremment sur sa planche, croisa les jambes sur lesquelles *Castor* alla se pelotonner, et posant une lame entre les mors de son *tenaillon* il l'appuya en sifflant contre sa meule et l'aiguisa en faisant jaillir des étincelles.

On le voit, les deux extrêmes de la vie, le vieux émouleur et ces jeunes gens s'étaient montrés indifférents à mon désir de les soustraire à des causes de mort accidentelle.

Pendant mon enquête, j'ai recueilli des faits nombreux de ruptures de meules suivies d'accidents et souvent de mort.

J'ai eu moi-même à traiter un émouleur atteint par un éclat de meule en pleine poitrine. Il cracha le sang pendant trois mois, et quoiqu'il ait repris ses travaux, depuis cet accident qui remonte à 1865, il n'a pas recouvré sa force normale. Il s'enrhume très-facilement, tousse beaucoup, et se trouve souvent atteint d'une oppression des plus pénibles.

En 1871, j'ai donné des soins à un jeune émouleur qu'un éclat de meule avait lancé contre le mur de l'atelier.— Le choc avait été éprouvé par la tête et le sang jaillissait de l'oreille droite. Des troubles très-graves survinrent dans les fonctions intellectuelles — il se rétablit péniblement au bout de trois mois, conservant une grande irritabilité, et un affaiblissement notable de la fonction de l'ouïe.

Les faits nombreux que je viens de citer ne doivent pas vous trouver indifférents et je ne crois plus avoir à lutter contre la doctrine du fatalisme qui fait tant de victimes chez les peuples orientaux.

Vous reconnaîtrez avec moi que l'homme a une liberté morale plus ou moins étendue suivant la sphère de ses facultés. — Loin de subir avec inertie les maux et les accidents qui lui viennent de sa profession ou des agents naturels, il doit en étudier les causes afin d'en prévenir le retour.

Voyez, mes amis, ce qui arrive sur les lignes des chemins de fer, un sinistre éclate-t-il? aussitôt l'intelligence des ingénieurs s'éveille, recherche les causes des accidents et ne tarde pas à en découvrir le remède. Chaque malheur est un avertissement qui ne passe jamais inaperçu, et les dangers des voyages en wagons auraient déjà disparu, si les mains de la science, qui dirige les travaux, n'étaient souvent paralysées par celles qui les exécutent.

Quant à vous, mes amis, je vous le dis hautement dans cette lettre, votre travail accompli dans les conditions actuelles est une source de dangers non seulement pour vous mais pour votre famille et pour tous les visiteurs de vos rouets. Il faut que, cette année, ouvriers et patrons sortent de leur apathie, pour étudier les causes des ruptures des meules et des polissoirs, et qu'il soit pris des mesures pour les prévenir.

C'est une question d'utilité publique.

Pour moi, j'y ai souvent réfléchi et je pense que la planche sur laquelle vous étendez votre corps peut être cuirassée et fixée latéralement de manière à braver l'impulsion de tous les éclats de meules.

Je n'entrerai dans aucun détail sur les modifications à introduire dans vos ateliers. — Etudiez et faites étudier cette intéressante question par des mécaniciens et je ne doute pas que la science qui a triomphé d'obstacles bien autrement sérieux, ne vienne à bout de vous protéger contre une source de périls qui tous les jours menacent votre vie et jettent la désolation dans vos familles.

P. S. — Au moment de clore cette lettre j'apprends que le nommé Poudrille, jeune émouleur, âgé de 18 ans, a eu la jambe droite broyée dans un rouet. Cette lésion a nécessité l'amputation de la cuisse à un travers de main au-dessus du genou. — Je reviendrai bientôt sur ce terrible accident.

QUATRIÈME LETTRE
(1er juin 1873).

Amputation de la cuisse de l'émouleur POUDRILLE, *causée par un accident de rouet.--Conférence de* M. ARREN, *professeur de philosophie, dans la salle du théâtre de Thiers, sur Benjamin* FRANKLIN.

MES AMIS,

Le 19 mai dernier, un jeune homme de votre profession, doué d'une organisation robuste, âgé de 18 ans, a éprouvé un grand accident dans un rouet de la ville en faisant une visite à un de ses camarades. Il a posé le pied droit sur le bord d'une planche vacillante qui venant à basculer, sous le poids de son corps, a laissé choir ce malheureux, près d'une poulie en fonte destinée à transmettre le mouvement aux meules des émouleurs. Alors, la jambe droite du sieur Poudrille, saisie par la courroie de transmission et par les rayons de la poulie, a été tordue, brisée et broyée. — Ses camarades présents, se sont précipités pour arrêter l'eau qui fait mouvoir la poulie. Mais quand ils ont pu retirer Poudrille du lieu où il se tordait de douleur, en poussant des cris de détresse, ils ont constaté que la jambe entière, os, muscles, vaisseaux et tendons étaient dans un délabrement impossible à décrire.

Transporté immédiatement à l'hospice de Thiers, Poudrille a été entouré de soins et l'amputation d'urgence a été pratiquée à un travers de main au-dessus du genou, cinq heures après l'accident.

Mes amis, quelle terrible leçon pour les ouvriers émouleurs dont l'usine n'offre aucune des conditions de sécurité que réclame l'exercice de votre profession! Dans les usines, les courroies et les poulies emportées par un mouvement rapide sont dénuées d'abris protecteurs et peuvent à chaque instant, en saisissant une portion des vêtements, causer les accidents les plus graves.

J'en relaterai un de ce genre, dont les résultats nécessitèrent mon intervention, il y a une dizaine d'années.

Une jeune femme, déjà mère de famille et sur le point de le devenir une seconde fois, était allé porter le déjeuner à son mari qui polissait des couteaux de table. Après avoir déposé son pot de soupe, elle veut passer au-devant de son mari , quand la courroie du polissoir s'empare de sa robe qui s'enroulant autour de cet agent rapide attire son corps et va la broyer contre l'axe. Au cri qu'elle pousse, le mari saisit le corps de sa femme et arcboutant ses pieds contre les supports des meules, il la maintient en faisant des efforts musculaires surhumains, jusqu'au moment où tous les vêtements de cette malheureuse femme arrachés violemment de son corps, la laissent presque nue et défaillante entre les bras de son mari.

On la porta dans son lit et je fus appelé pour lui donner des soins. — La peau de la poitrine, des aisselles et des épaules, contusionnée et paraissant brulée offrait à la vue de larges plaques dénuées d'épiderme.

Elle eût des convulsions affreuses, avorta, subit une hémorragie des plus graves et ne sortit qu'avec beaucoup de peine de cette position dangereuse.

Il existe donc, mes amis, dans vos rouets des causes nombreuses d'accidents. J'espère qu'en les signalant à votre attention, vous combinerez vos efforts avec ceux des propriétaires, pour les éliminer le plus tôt possible.

Je venais d'écrire cette partie de ma lettre, quand je reçus la visite d'un ouvrier coutelier probe et intelligent qui voulait me consulter.

Il me félicita sur mon initiative à établir une bonne harmonie entre les ouvriers et les patrons.

Mais ajouta-t-il vous aurez à lutter contre des obstacles que je crois insurmontables.

Lesquels ! m'écriai-je.

Ce sont les habitudes funestes qui sont chaque jour le point de départ des nombreuses lésions observées dans les rouets.

Croyez-vous, continua cet ouvrier, en s'animant, qu'on pourra réformer les mœurs des artisans de la Vallée ? sans un changement complet dans les habitudes de ces gens-là ; vos préceptes sur l'hygiène seront lettre morte et les accidents les plus graves continueront à frapper ces malheureux ouvriers.

Ne soyez pas trop pessimiste, répondis-je à mon client découragé, le terrain me paraît au contraire admirablement préparé, pour recevoir la semence des bons conseils. — Plusieurs de ces ouvriers que vous regardez comme endurcis, comme incorrigibles ne tarderont pas à ouvrir les oreilles aux paroles qui veulent les réformer. L'expérience qui est le meilleur des maîtres leur a fait comprendre, pendant les moments de réflexion, combien il leur sera profitable de lutter contre les mauvais penchants.

Dejà les habitations de la Vallée, où ces ouvriers travaillent, nous offrent des transformations réelles. A des espèces d'antres creusés en aval du rocher, ouverts à tous les vents, et ne laissant arriver la lumière du jour qu'à travers du papier huilé, ont succédé des ateliers propres, à portes bien closes et transmettant à l'œil de l'émouleur, les rayons du soleil à travers de grandes et belles vitres qu'ils nettoient souvent. Le papier huilé n'a pas encore complètement disparu. Il est l'emblème du clair-obscur dans le quel végètent encore quelques existences — mais du courage ! de la persévérance! et les préceptes de l'hygiène seront accueillis dans les rouets comme les rayons bienfaisants du soleil.

Mes amis, après vous avoir raconté l'accident de Jean Poudrille, survenu lundi (19 mai), permettez-moi de rappeler à votre souvenir la leçon éloquente qu'il vous a été donné d'entendre, le lundi suivant, je veux parler de la magnifique conférence de M. Arren, professeur de philosophie à la faculté des lettres de Clermont-Ferrand.

Le choix du sujet qu'il devait traiter dans une ville éminemment industrielle, indique déjà le goût éclairé de ce maître de la parole. Cédant enfin aux pressantes invitations qui lui avaient été faites, au nom de la société d'études de la ville de Thiers, M. Arren est venu vous entretenir des mémoires d'un travailleur illustre, qu'on pourrait considérer, de nos jours, comme le bon génie de l'atelier. — Il vous a parlé de Benjamin Franklin.

Je n'ai pas besoin de vous rappeler comment l'orateur vous a tenus, pour ainsi dire, suspendus à ses lèvres, pendant qu'il vous racontait l'itinéraire de Franklin à travers cette vie d'épreuves que nous subissons en ce monde. — Oh! que vous l'avez bien récompensé de sa peine, quand, par vos applaudissements réitérés, vous avez fait comprendre à l'orateur, combien vous étiez sympathiques au célèbre imprimeur américain.

Mais ce qui m'a le plus frappé, ce que je n'oublierai jamais, c'est l'expression de l'enthousiasme qui a éclaté dans l'auditoire, quand l'heureux interprète de Franklin, lui fait prononcer ces belles paroles « Si quelqu'un » vous promet la fortune autrement » que par le travail, l'ordre et l'écono-

» mie, ne craignez pas de dire qu'il » est un empoisonneur.»

Mes amis, cette explosion spontanée de bravos qui ont fait retentir la salle, est un beau triomphe pour M. Arren et pour vous. Elle vous venge des imputations calomnieuses qu'on a lancées souvent contre la classe ouvrière, et je suis sûr que l'orateur qui a obtenu ce succès n'oubliera jamais cette première étape de Thiers, dans sa carrière de conférencier.

Oh! que les peuples seraient heureux, si des hommes de cette trempe, faisaient souvent jaillir de semblables étincelles des âmes de leurs auditeurs! Comme la belle statue de Leibnitz, que chaque homme porte en soi-même, tendrait rapidement à se dégager du bloc de marbre qui la tient renfermée! Et combien l'emploi brutal de la force qui détruit et ne fonde rien, deviendrait inutile et dégradant! Mais revenons à M. Arren, dont il nous coûte tant de nous séparer.

Avec quel tact ne choisit-il pas ses anecdotes et ses maximes!

Écoutez-le de nouveau faisant parler Franklin! « Quand l'homme riche » qui a prêté de l'argent au forgeron, » entend de bon matin, le marteau de » cet ouvrier retentir sur l'enclume, » il patiente ; mais, s'il entend ses cris » sortir du cabaret, il réclame son » argent.»

Voilà, mes amis, en peu de mots et sous une forme saisissante, tout un traité de morale pratique à votre service.

Je m'arrête aujourd'hui et je désire ardemment qu'en quittant notre ville, après sa première conférence, M. Arren ne nous ait pas dit : « Adieu, mais au revoir!»

Au revoir, mes amis.

CINQUIÈME LETTRE
(8 juin 1873)

Corps étrangers dans l'œil.—Lésions des artères.—Plaies de la poitrine et du ventre—Lésions des mains.

MES AMIS,

Je vais continuer la tâche que je me suis imposée en achevant, aujourd'hui, dans cette lettre, la revue des lésions chirurgicales qui vous atteignent souvent, dans l'exercice de votre profession :

1° Des fragments plus ou moins volumineux de grès ou de fer, détachés de la meule ou des instruments à émoudre viennent atteindre le globe de l'œil avec violence et se fixent, plus d'une fois, dans la sclérotique ou la cornée transparente. Quand cet accident vous arrive, vous avez la mauvaise habitude de vouloir, sur-le-champ, débarrasser votre œil du corps étranger qui en gêne les fonctions, et l'un de vous qui se prétend expert, armé d'une plume ou d'une paille, soumet le blessé à son examen et fait plusieurs tentatives, souvent inutiles, quelque fois dangereuses, afin de retirer la parcelle fixée dans les membranes de l'œil. Savez vous ce qui arrive dans la plupart des cas ? La parcelle solidement implantée résiste aux tentatives d'extraction, la conjonctive s'irrite, s'engorge, et l'opération efficace devient de plus en plus difficile.

Il est de mon devoir de vous prémunir aussi contre un préjugé. « Beau- « coup de praticiens dit *Réveillé parise*, « croient bénévolement, qu'on peut « enlever une parcelle de fer implantée « dans la cornée, au moyen d'un bar- « reau aimanté — qu'ils se désabu-

« sent, car une expérience réitérée leur « prouvera que c'est une erreur. » Cet auteur est dans le vrai, — ce moyen n'a jamais réussi. On ne peut en tenter rationnellement l'application que dans le cas, où une certaine quantité de limaille de fer s'est engagée entre les paupières et se trouve libre d'adhérences.

Quelle conduite, mes amis, devez vous adopter dans les cas d'implantation des parcelles de grès ou de fer au sein des membranes de l'œil?

Je vous répondrai qu'il faut : 1° Cesser tout travail ; 2° se retirer dans une chambre close aux rayons de la lumière ; 3° se reposer dans l'obscurité la plus profonde, en tenant la tête élevée ; 4° faire des lotions fréquentes sur l'œil lésé, avec de l'eau froide et tenir sur cet organe des compresses imbibées du même liquide.— Il m'est souvent arrivé de voir des individus qui avaient suivi ces préceptes, se coucher forts inquiets sur l'œil atteint, dormir et se lever avec la joie de sentir l'organe guéri, les parcelles étant venues dans le grand angle de l'œil enveloppées de mucosités.

Si au contraire, le corps étranger restait fixé, je vous engage à le faire retirer par un médecin expérimenté, cette opération nécessitant des instruments et une habileté peu ordinaires. Je ne plaide pas ici, pour la besace du corps médical ; car une longue expérience m'a appris que, dans les cas graves, les tentatives faites, dans les usines, échouent presque toujours, et forcent le blessé à recourir à l'art médical pour des lésions que des tentatives infructueuses ont décuplées. — L'organe de la vision est si important et les tempéraments des ouvriers de la vallée sont tellement pré-

disposés au développement des ophthalmies aiguës et chroniques, que
j'insiste auprès de vous, afin que vous
ne traitiez pas légèrement les blessures faites à l'œil par des corps étrangers. Quand l'inflammation de l'œil
lésé se prolonge, il peut survenir dans
la direction des cils, un changement
fâcheux qui rend la cure impossible et
peut couvrir la cornée transparente de
tâches opaques, à moins qu'un médecin habile ne mette un terme à ces
déviations.

BLESSURES DES ARTÈRES. — Il arrive
souvent que des lames entières ou
des fragments de lames s'échappent
des mains de l'émouleur et du polis-
seur et blessent les artères des membres supérieurs.

Dans ces cas, examinez attentivement de quelle manière le sang jaillit
de la blessure. S'il coule en nappe,
avec continuité, vous avez à faire à du
sang *veineux* et alors les lotions froides un peu astringentes et une compression modérée suffisent pour arrêter l'hémorrhagie. — Si au contraire,
le sang s'élance, loin de la plaie,
formant une arcade, et par un jet intermittent, le cas est grave. Il s'agit
d'une hémorragie *artérielle*. Que
devez-vous faire alors ? Après une
perte de sang de quelques minutes,
faites poser le doigt d'un individu
intelligent sur l'orifice du vaisseau
ouvert, de manière à le comprimer
au-dessus de sa blessure, — le jet du
sang s'arrête et vous pouvez en continuant cette compression attendre sans
danger, l'arrivée d'un médecin qui
emploiera les ressources de la chirurgie et sauvera les jours du blessé. —
Gardez vous bien, à la vue de ces accidents, d'exercer vous-mêmes sur la
plaie, une compression énergique.

avec des compresses et des bandes de
linge enroulées autour de la partie
lésée; si vous tardez à recourir au
médecin, la gangrène peut survenir, le
sang s'échappera lentement en nappe
comme du sang veineux et si la mort
peut être prévenue, par l'intervention
d'un médecin, le blessé tiré de ce
grand péril, conservera, soit une
débilité générale peu réparable, soit
un affaiblissement notable de la
vision.

PLAIES DE LA POITRINE ET DU
VENTRE. — Ces plaies arrivent fréquemment dans les rouets et sont
causées par des lames ou des fragments
de lames qui s'échappant de la main
de l'ouvrier, vont sous l'impulsion
rapide des meules et des polissoirs
frapper les régions que nous avons
indiquées. Les plaies superficielles
sont ordinairement sans importance
quand elle n'atteignent que la peau
ou les muscles. — Mais si l'instrument
piquant pénètre dans les cavités de la
poitrine ou du ventre, l'ouvrier blessé
court un grand danger.

J'ai eu, dans trois circonstances,
à traiter des plaies pénétrantes du
ventre, compliquées de sortie de l'épiploon et les blessés ont pu être sauvés.

Voici moyennant quelles précautions :

Il faut d'abord que l'ouvrier blessé
soit installé sur un matelas, dans le
lieu même où est survenu l'accident.
Le transporter, soit à l'hospice, soit
dans son domicile, ce serait créer pour
ce malheureux des chances de mort
qu'on eut pu éviter.

En effet la lame qui a pénétré dans
le ventre, peut avoir causé deux
lésions de gravité bien différente. Si
une portion du tube intestinal a été
percée, l'épanchement des matières

contenues dans cette cavité, produit une péritonite rapidement mortelle. Mais si l'instrument, tout en pénétrant dans le ventre, n'a percé ni le tube digestif ni la vessie, ni la vésicule du fiel, alors des chances de salut existent pour le blessé.

Prévenir les symptômes de la péritonite, arrêter les vomissements qui souvent apparaissent très-vite, calmer le moral, telles sont les principales indications. Or, on les remplit le plus souvent avec succès par le décubitus du blessé, sur le dos et l'emploi de la glace à l'intérieur et à l'extérieur — quant à la partie de l'épiploon, on en opère facilement la réduction au début et les applications réfrigérantes conjurent les accidents qui eussent pu en provenir. C'est en suivant cette méthode qu'il m'a été permis de rendre sains et saufs, à leur famille, trois ouvriers émouleurs atteints de plaie pénétrante de l'abdomen,

Mes amis, les détails dans lesquels je viens d'entrer, sur les soins à prendre, dans ces circonstances vous prouvent tout l'intérêt que j'attache à leur stricte observation.— N'oubliez donc jamais, si un pareil malheur arrive, dans votre rouet, d'installer le blessé ainsi que je le recommande et de courir, en même temps, au médecin et à la glace.

Mais j'aurais rempli incomplètement ma mission si je ne vous priais d'employer pour émoudre ou pour polir des procédés moins défectueux que ceux dont vous vous servez actuellement, et d'appliquer toutes les ressources de votre intelligence à la modification de votre outillage.

A propos d'outillage, j'ai à vous communiquer une réflexion qui s'est plus d'une fois présentée à mon esprit.

Vous possédez, mes amis, le plus beau, le plus parfait des outils, je veux parler de la main, et vous me permettrez de vous dire qu'elle n'est pas suffisamment l'objet de votre attention et de vos soins. Toujours en contact avec des objets durs, piquants et contondants, toujours fatiguée par les pressions énergiques et soutenues que nécessite votre travail, humectée par l'eau dont la température varie sans cesse, votre main est sujette à des lésions multiples dont les principales sont les abcès et les gerçures (vous savez que j'ai déjà parlé des blessures). Le panaris est une lésion très-commune chez les émouleurs et les polisseurs, et je ne pense pas exagérer en avançant qu'il a réduit plusieurs familles à la gêne et la misère — J'ai vu plusieurs fois des ouvriers émouleurs privés de leur travail, pendant deux mois et je dois ajouter que ce long traitement du panaris et des désordres qu'il avait causés découlait, le plus souvent, de leur négligence au début, ou de leur peu de fermeté — L'air froid et humide dans lequel vivent les émouleurs de la vallée, est très-propre à faire passer la plupart des lésions de l'état aigu à l'état chronique.— C'est une condition nuisible qui empêche les solutions promptes et j'ai voulu déjà vous prémunir, quand je vous ai parlé des *ophthalmies*, que les corps étrangers introduits dans l'œil, développent souvent chez les émouleurs. Joignez à cela, le mauvais état des voies digestives si fréquent dans cette classe d'ouvriers, et vous ne vous étonnerez pas si vous en rencontrez un grand nombre qui souffrent de leurs mains et ne peuvent en réclamer les services quelles devraient leur rendre.

Je vous préviens donc, mes amis, au début du panaris ou de toute irritation siégeant au pourtour des ongles, de ne point rester dans l'apathie — un traitement rationnel, des soins bien entendus vaudront mieux que ces remèdes d'empiriques ou ces piqûres étroites que vous pratiquez, sur vos doigts, pour en évacuer le pus. Vous prolongez le mal par ces demi-moyens, et vous arrivez fatalement à la carie des phalanges.

Quant aux *gerçures* ou *crevasses* de la peau des mains, elles sont produites et entretenues par les petites piqûres et les éraillements de l'épiderme au contact des lames et de l'eau. Ces lésions qui vous rendent fort pénible l'exercice de votre profession, sont elles-mêmes les causes fréquentes des abcès et des panaris. Vous lutterez avantageusement contre cet état de choses, en ayant soin de graisser vos mains, soir et matin, avec de la pommade camphrée, et en gardant le repos pendant la période d'irritabilité de ces gerçures — Et à ce propos, je vous ferai remarquer, dans votre intérêt, que vous avez l'habitude de mal distribuer vos heures de repos et de travail. Après un chômage de plusieurs jours, ou un travail insignifiant, vous vous livrez, quelquefois, à de très-longues séances sur la planche ou au polissoir — vos mains ramollies et inactives, sont tout à coup éprouvées par des fatigues très-prolongées et c'est alors qu'éclatent les *gerçures*, les *abcès* et les *panaris*.

Vous le voyez tout se tient dans la vie de l'atelier, et le défaut d'ordre, sur un point, appelle des inconvénients dans d'autres détails de la fabrication et de la vie domestique.

Au revoir, mes amis,

SIXIÈME LETTRE
(15 juin 1873)

—

Suite des lésions des mains.

—

Mes Amis,

Je venais à peine de terminer la lettre dans laquelle je vous parle des lésions de la main, lorsque je suis appelé, chez les sœurs de Nevers, pour donner des soins à un pauvre émouleur qui, dans la soirée du 7 juin, a éprouvé, au polissoir de l'usine ou il travaille une blessure des plus graves.

Le nommé Sauzède était occupé à polir la mitre d'un couteau fermant, quand, tout à coup, la lame faisant, en un point, obstacle au mouvement du polissoir, se courbe avec force dans la paume de la main qu'elle traverse, jusqu'aux os. — Tous les éléments de cette région sont coupés et lacérés, muscles, tendons, nerfs et vaisseaux, et l'arcade palmaire largement ouverte laisse jaillir le sang *artériel*, par un jet intermittent.

Arrivé auprès de ce malheureux, deux heures après l'accident, je le trouve presque défaillant, tant la perte de sang avait été abondante.

Aussitôt, je tamponne la région blessée avec un gâteau de charpie imbibé de perchlorure de fer mêlé à l'eau, en parties égales, — je comprime la plaie avec une bande roulée et j'ordonne à Sauzède de tenir la main lésée sur le sommet de sa tête. Ce pansement terminé, nous voyons l'hémorragie s'arrêter et le blessé un peu restauré par une boisson tonique, peut regagner son logis, en ayant soin de ne pas abandonner la position prescrite. Je recommande aux parents de surveiller Sauzède pendant la nuit, afin que la main blessée soit toujours recouverte d'une compresse imbibée d'eau froide et que l'extrémité des doigts repose toujours sur le sommet de la tête.

Le 8 juin matin, je visite le blessé et j'ai la satisfaction de voir que le traitement employé m'a parfaitement réussi, et qu'il ne m'a fallu recourir à aucune opération chirurgicale pour arrêter le sang.

Ici, mes amis, permettez moi de faire une petite halte pour déraciner un préjugé qu'on retrouve chez la plupart des artisans.

Dès qu'une lésion existe, on pense généralement que le médecin ne demande qu'à instrumenter, et que les cris des patients sont une douce musique à ses oreilles.

Mes amis, désabusez-vous de cette erreur qui, le plus souvent, vous inspire une grande répulsion pour l'homme expérimenté, le plus apte à vous rendre service. — Le médecin vraiment digne de ce nom, jouit d'une sensibilité exquise, — il éprouve une grande pitié pour toutes les misères de ses semblables, et si appelé près d'un être souffrant il est obligé d'employer, pour lui sauver la vie, des moyens douloureux, c'est toujours à contre-cœur qu'il se décide à agir. Voyez, pour vous édifier sur ce point, les étapes les plus saillantes de la chirurgie militaire. Au 16e siècle, pendant les guerres civiles qui tourmentent la France, on cautérise avec le fer rouge, les moignons sanglants, afin d'arrêter les hémorragies. — Un grand homme paraît, c'est Ambroise Paré, que son siècle décora du nom de restaurateur de la chirurgie, et l'habitude de brûler des chairs palpitantes est remplacée par la ligature des artères, méthode plus sûre et plus

humaine. — Ce n'est pas tout. Le malheureux qu'on devait amputer poussait des cris, à fendre le cœur, pendant qu'il était sous l'action du couteau et de la scie. — Que fait alors le génie chirurgical? Il veille, pour effacer cette grande douleur, et la découverte des anesthéniques est une des gloires de la première moitié du dix-neuvième siècle. Désormais la sensibilité du chirurgien n'a plus à soutenir un assaut violent, contre les tourments de l'opéré, et chaque jour, voit éclore un agent nouveau qui fait taire la douleur et efface quelques inconvénients dus à ceux qui l'ont précédé.

On le voit, mes amis, la médecine suit, comme toutes les branches des connaissances humaines, la loi impérieuse du progrès et s'efforce d'atteindre son but sublime, par les moyens les plus inoffensifs, les moins douloureux.

Je me suis laissé aller un moment à ces réflexions consolantes afin d'appeler votre attention sur le fait chirurgical que je viens de relater. — Que voyez-vous dans le traitement institué contre la grave blessure de la main de Sauzède? un nouveau et très-important progrès accompli.

Pour arrêter le sang qui ne cesse de s'échapper des artères béantes, et mener la plaie a bonne fin, je ne me sers d'aucun instrument, je ne cause pas la moindre douleur au blessé, — point de feu, point de ligature, point de torsion des artères, — Rien qui puisse arracher le moindre cri de souffrance. — C'est un pansement au perchlorure de fer et la position de la main sur le sommet de la tête continuée, toute la nuit et surveillée par une personne qui tient sans cesse la main humectée d'eau froide. — Ces moyens si simples en apparence; si rationnels, si énergiques en réalité, suffisent pour parer à tous les accidents et favoriser la formation des *caillots obturateurs*.

Mais quels mots viens-je de prononcer? On me reprochera peut-être, en vous adressant ces lettres, de me servir d'expressions scientifiques peu familières aux artisans, et nécessitant des études antérieures. — Je brave ce reproche, en pensant que votre intelligence aidée d'un bon dictionnaire vous permettra de tout comprendre.

En me servant de mots qui vous sont inconnus, je m'estimerais heureux, si je vous inspirais le désir de vous renseigner à ce sujet, — ne serait-ce pas un beau progrès, si mes lettres avaient pour résultat d'éveiller votre attention sur la langue que vous parlez, et contribuaient à multiplier dans un petit coin de vos logis les grammaires et les dictionnaires.

Au revoir, mes amis, nous continuerons dans la prochaine lettre nos études sur l'hygiène des maladies qui atteignent les émouleurs.

SEPTIÈME LETTRE
(22 juin 1873)

*Suite des lésions des mains.
Instruction obligatoire*

Mes Amis,

Je ne veux pas laisser passer la lésion de la main de Sauzède sans en tirer tous les enseignements qu'elle comporte.

Dans ma dernière lettre, je vous ai raconté comment cette plaie si grave, intéressant tous les éléments de la paume de la main jusqu'aux os, avait été traitée, par quels moyens simples non douloureux, l'hémorragie artérielle de l'arcade palmaire avait été arrêtée en quelques minutes ; comment j'avais trouvé, le lendemain de l'accident, le nommé Sauzède sans fièvre, et sa main dans un état satisfaisant,

Aujourd'hui j'ai besoin de vous faire connaître quelques détails qui peut-être vous sont inconnus et de compléter cette observation. de manière à la rendre aussi instructive que possible.

Et d'abord, je dois vous dire que la main droite de Sauzède lacérée par la blessure que j'ai décrite, avait été, il y a neuf ans environ, atteinte par l'explosion d'un pistolet, dans la même région ; cette plaie, par arme à feu, avait extirpé, la phalange unguéale de l'annulaire, labouré la paume de la main, qui livrée pendant deux mois à la suppuration, avait été frappée d'une légère ineurvation et d'une faiblesse notable des mouvements. Or, le blessé se souvenait, qu'après le premier pansement de la plaie, par arme à feu, on lui avait permis de tenir sa main, en écharpe, dans une cravate, et d'aller visiter ses amis.

Lors du dernier accident de la paume de la main droite, par une lame de couteau fermant, je prescrivis de tenir, au moins pendant 48 heures, la main continuellement élevée sur la tête, afin d'éviter une nouvelle hémorragie et permettre aux *caillots obturateurs* d'acquérir de la fermeté.

Le nommé Sauzède qui, en raison de son ignorance, sur les caractères distinctifs des plaies par armes à feu, et des plaies par instruments tranchants, trouvait ma consigne un peu trop sévère, crut devoir manger le mot d'ordre, et, dès huit heures du dimanche matin, c'est-à-dire 12 heures après mon pansement, se permit d'aller visiter ses camarades, en tenant sa main en écharpe. Il ne savait pas, qu'après l'explosion d'une arme à feu, les artères divisées sont cautérisées par la poudre à canon, l'hémorraghie presque nulle, à cause de l'occlusion des vaisseaux ; tandis qu'après les lésions des artères, par des instruments tranchants, les pertes de sang immédiates mettent souvent la vie des blessés en danger.

Il ne savait pas, qu'après les plaies par armes à feu, il faut surveiller attentivement l'élimination des escarres et les hémorragies consécutives qui peuvent survenir au douzième jour ; tandis, qu'après les blessures des artères, par instruments tranchants, le danger des pertes de sang très-prononcé, au moment de l'accident, doit être conjuré par les moyens les plus rationnels, les plus énergiques, et diminue d'intensité à mesure qu'on s'éloigne de l'heure de la blessure. Je n'avais pas cru devoir lui faire un cours de chirurgie, et mes ordres avaient été négligés. Sauzède trouvant que j'étais trop rigoureux et pensant qu'il y avait similitude, entre les deux lésions que sa main avait éprouvées, eut la malencontreuse idée de sortir, de remuer le membre blessé, sans précaution et de changer même les pièces du pansement appliquées sur la plaie — *L'hémorragie artérielle* reparut, et je le vis rentrer le dimanche soir, dans mon cabinet, faible, découragé, et me suppliant d'arrêter la perte de sang qui, peu à peu lui enlevait toute sa force.

Un pansement semblable au pre-
mier et la position de la main sur le sommet de la tête, eurent bientôt raison de l'hémorragie — Je relevai l'énergie du blessé par une tasse de boisson fortifiante et dès que je le vis restauré, je lui demandai, pourquoi il avait, sans m'en prévenir, changé le pansement, et tenu sa main en écharpe ; que j'avais des motifs très-sérieux d'agir, comme j'avais fait au début, que je voulais obtenir une réunion immédiate de la plaie, sans interposition d'aucun corps étranger, afin d'éviter la suppuration, et l'action rétractile des cicatrices qui en est le résultat ordinaire.

« Monsieur, me répondit-il, j'ai
» cru que je pouvais, comme dans ma
» première blessure, tenir ma main en
» écharpe, et aller dehors pour me
» désennuyer. »

« Mais, mon ami, vous auriez dû
» penser que j'insistais dans un but
» utile sur la position recommandée.
» Je voulais mettre votre main dans
» les circonstances les plus favorables
» à une prompte guérison, exempte de
» cicatrices vicieuses. — Je voulais
» éviter de vous voir estropié et vous
» auriez dû suivre exactement mon
» ordonnance. Et puis, ne pouviez-
» vous pas faire une lecture, pour
» tromper votre ennui ? »

« Mais, monsieur, pour faire une
» lecture, il faut savoir lire, et mes
» parents ne se sont pas occupés de ce
» détail. Dès que j'ai pu leur rendre
» service, ils m'ont fait travailler, ne
» se doutant pas, le moins du monde,
» qu'ils me causaient un grand préju-
» dice, par leur négligence. »

Je le quittai, après lui avoir fait promettre d'exécuter strictement mes prescriptions, et je trouvai en cheminant que le fait de Sauzède était un argument de plus en faveur de l'instruction *obligatoire*.

Quo de fois dans les hôpitaux et dans la pratique civile, n'ai-je pas vu des malades ou des blessés livrés dans leurs lits, à des pensées tristes et fatigantes que la lecture d'un bon livre eut pu prévenir ou dissiper ! Privés de toute instruction, ils sont toujours en face de leur malheur et les images les plus sombres se présentent sans cesse, comme un affreux cauchemar à leur imagination exaltée.

Oh ! qu'ils porteraient avec plus de résignation le poids des tristes heures, dans leur lit de souffrance, si le bon livre occupant leurs pensées, versait son baume sur les plaies de l'âme, jusqu'au moment, où celles du corps seraient complètement guéries ! Le bon livre ! Quel trésor ! On le prend pour en savourer les idées — on le quitte pour méditer ou se livrer au repos.— Et jamais vous n'éprouvez avec lui, ces froissements si douloureux que cause plus d'une fois le commerce des hommes.

Je me livrais à ces réflexions quand je rencontrai un de mes concitoyens, lettré, intelligent, qui comme moi rentrait en ville.— Je lui fis part de mes idées sur l'instruction obligatoire, et lui citant la triste position de l'émouleur Sauzède, je voulus lui faire comprendre, combien il serait avantageux pour les nations modernes que le budget de la guerre, véritable Gargantua, perdit de ses dimensions énormes, au profit du budget de l'instruction publique, pauvre pygmée atteint de marasme, et menacé d'une ration décroissante, à mesure, qu'à l'exemple de la Prusse, toute l'Europe se préparera à devenir une immense caserne.

« La force prime le droit, me répon-

» dit mon interlocuteur, et soit à » l'intérieur du pays, soit à l'extérieur, » le temps n'est pas encore venu de » désarmer. »

Puis descendant à des considérations moins élevées, il ajouta : « Croyez » vous que ce soit un bien, pour la » société, de donner à tout enfant qui » vient au monde une bonne éducation » et les premiers éléments des con » naissances humaines.

« Il arrive souvent qu'au sortir des » écoles, l'élève qui sait lire, écrire et » possède la tenue des livres et les » éléments de la géographie ne veut » plus se livrer à un état manuel.—De » là provient le manque de bras pour » l'agriculture et l'amoncellement » dans les grandes cités, de ces êtres » parasites et turbulents qu'on pour » rait appeler les *éléments dangereux* » *de la population*.—Voyons, ce que » je vous dis, n'est-il pas exact ?

« Jusqu'à ce jour, les propositions » que vous venez d'émettre ont été » vraies, — mais est-ce une raison, » pour tenir la lumière, sous le bois » seau et priver à tout jamais des bien » faits de l'instruction, ceux que la » naissance a placés dans une famille » pauvre et que leur génie pourrait » faire monter au rang sublime des » bienfaiteurs de l'humanité ?—Non. » Jusqu'à nos jours, le soin des inté » rêts dynastiques a fait distribuer les » emplois les plus simples, comme les » fonctions les plus élevées à l'intrigue » et à la faveur.— Les révolutions ont » été fréquentes, et les ambitieux de » bas étage, ont été les fauteurs des »désordres et des guerres civiles afin de » chasser leurs compétiteurs de leurs » postes.— Voyant que le mérite et le » talent ne servaient à rien, pour les » promotions, ils ont fomenté des

» troubles et n'ont fait qu'imiter leurs
» prédécesseurs.—Mais que les choses
» changeraient de face, si le concours
» devant des jurys compétents et com-
» posés d'hommes intègres était l'u-
» nique voie d'arriver aux emplois.
» A l'avidité des hommes nuls qui se
» jettent sur la curée des places et des
» honneurs, succèderait la moralité et
» l'étude. —L'humanité accomplirait
» ses étapes vers le progrès, par des
» évolutions régulières, et non par des
» commotions violentes ; la probité
» serait une condition de succès et
» l'autorité s'imposerait, sans résis-
» tance, aux populations, parce quelle
» reposerait sur sa véritable base : le
» *mérite.*

« Dans l'époque où nous vivons, je
» vous le demande, par quels moyens
» un jeune homme peut-il avoir la
» légitime ambition d'être utile à son
» pays, comment, en un mot, peut-il
« donner des preuves d'un patriotisme
« de bon aloi?

« Est-ce dans les clubs ? dans les
« lieux de réunions publiques où les
« plus influents sont ceux qui crient le
« plus fort, émettant les propositions
« les plus extravagantes ? Non , sans
» doute ; et de trop nombreuses ob-
» servations nous ont prouvé le peu
» de confiance que doivent inspirer
» ces déclamateurs, et combien les
» candidats aux postes les plus émi-
» nents seraient embarrassés, s'il leur
» fallait répondre aux questions com-
» prises dans un bon programme de
» *garde champêtre.*

« Je ne crains pas d'avancer cette
» proposition : donnez l'instruction
» obligatoire à tous. — Aux hommes
» que Dieu a doué de facultés rares,
» offrez, par le concours, le pouvoir
» de se produire avec honneur, et

» vous aurez clos l'ère des révolu-
» tions. Ne redoutez plus les fauteurs
» de désordres,— nul n'aurait la pré-
» tention d'obtenir le prix de la
» course, s'il était goutteux,— nul
» n'ambitionnerait le prix du chant,
» s'il était atteint d'une phthisie
» laryngée. — La terre alors reven-
» diquerait les bras de ceux qui sont
» aptes à la cultiver. »

» Mais qui voudra faire une sem-
» blable loi, me dit en souriant, mon
» interlocuteur. J'ai bien peur que
» vous ne m'ayez étalé qu'une vaine
» *utopie !* »

« *Utopie !* Voilà bien, le grand
» mot lâché, répondis-je à mon conci-
» toyen ! — Et cependant, que d'ins-
» titutions solidement assises ont été
» renversées, pour céder la place aux
» *utopies !*

« A l'homme qui écrivait avant
» 89, contre la torture, moyen d'ins-
» truction judiciaire, n'a-t-on pas, plus
» d'une fois, répondu : *utopie !* »
» Que semblait pouvoir la plume
» d'un lettré, contre cette institution
» barbare, quand les *Molé,* les *Talon,*
» les *Lamoignon,* les *d'Aguesseau* l'a-
» vaient laissée debout! Eh bien elle
» n'existe plus — et les fonctions
» des bourreaux tendent à s'amoin-
» drir.

« Ne nous décourageons donc pas,
» plaidons toujours les bonnes cau-
» ses. « *Fais ce que dois, advienne que*
» *porra.* »

En devisant ainsi, nous atteignîmes
les premières maisons de la ville, et
nous nous séparâmes, un peu moins
divisés d'opinion , qu'au début de
notre entretien.

Au revoir, mes amis.

———

HUITIÈME LETTRE
(6 juillet 1873)

—

Conseils Hygiéniques

—

Mes Amis ,

Avant d'énumérer les maladies auxquelles vous êtes le plus sujets, nous allons passer en revue les conditions qui exercent une influence notable sur votre santé :

En première ligne nous pouvons placer l'air que vous respirez. — Cet élément indispensable à l'entretien de la vie se présente à vos poumons, avec des qualités ordinairement très-variables, mais dont les principales sont : le *froid humide*, le *chaud humide*. Or, l'humidité rend très-malsaines les deux grandes saisons de l'année, l'*hiver* et l'*été*; elle empêche les maladies qui atteignent le corps humain d'avoir une solution rapide et donne à beaucoup de fièvres, un cachet de *putridité*. Voilà donc, dans le milieu que vous habitez, une cause nuisible, incontestable, bien connue, qui préside aux actes morbides dont vous souffrez et leur permet facilement de prendre droit de domicile.— Ceci posé, vous ne vous étonnerez pas si dans mes conseils hygiéniques, j'insiste sur cette condition de l'atmosphère, pour la contre-balancer, pendant que vous vous portez bien , et l'empêcher de faire des progrès, dès que la maladie vous atteint. Ennemi connu est à moitié vaincu.

Votre *profession* vous force à vous tenir, pendant les heures de votre travail, dans une position qui congestionne la tête, le col et la poitrine. En effet, obligés d'appuyer fortement la lame à émoudre, contre la meule, vous soulevez activement toute la moitié supérieure du corps, afin d'exercer une pression plus énergique. Par cette contraction musculaire des bras prenant leur point d'appui sur la poitrine, vous tenez les côtes immobiles ; et ces efforts prolongés rendent imparfaites les inspirations nécessaires à convertir le sang veineux en sang artériel et à désemplir les veines et les vaisseaux de la tête et du col. Pendant ce temps, la moitié inférieure du corps est immobile, et vos jambes seraient souvent atteintes d'une sensation douloureuse de froid, si le chien, compagnon fidèle de vos travaux, ne se pelotonnait sur elles, en les échauffant.

Passons à l'*éducation* — le point de départ, allaitement étranger, est le plus souvent préjudiciable à vos organismes. — Ce n'est pas que j'aie la prétention d'imposer l'allaitement à toutes les mères — il en est, qui malheureusement assez fortes pour concevoir et mener leur grossesse à terme, ne le sont pas assez pour nourrir le nouveau-né de leur lait. C'est au médecin à décider cette question. Mais à la jeune femme douée d'un bon tempéramment et d'une santé robuste, je dirai hautement qu'elle forfait à ses devoirs, quand son enfant arraché de son sein est livré à une nourrice. J'ai souvent réfléchi à l'admirable sollicitude des oiseaux pour leur progéniture. On voit l'hirondelle, au retour du printemps, tout préparer pour la jeune couvée qui n'existe pas encore. Avec quel soin, ne s'occupe-t-elle pas de son nid, et dès que ses petits sont éclos, le couple qui a concouru à leur formation, ne semble vivre que pour satisfaire le moindre deleurs besoins !

Chez l'ouvrier, le spectacle qui s'offre à nos yeux est bien différent. A la ville, dès qu'il nait un enfant, la mère se charge rarement de l'allaiter. On livre le nouveau-né à une femme étrangère, on fait, le plus promptement possible, passer la fièvre de lait de l'accouchée et l'ébranlement que cette dernière a subi, dans tout son être, n'est pas encore dissipé, qu'on la voit se remettre, avec ardeur, à son travail, afin de subvenir aux frais du ménage et payer le salaire de la nourrice. Je laisse à penser si ce parti est avantageux à ces deux êtres qui, pendant neuf mois, ont vécu de la même vie, respiré le même soufle, et si ce fait initial de l'existence de l'enfant est de nature à resserer les liens de la famille. Aussi que de maux découlent de cette première violation des lois naturelles que Dieu a posées dans le monde et dont il a voulu qu'on ne put s'écarter, sans encourir les plus graves inconvénients!..

Dans les ateliers de la campagne, la femme cumule les charges les plus pénibles. Il faut qu'elle soit ménagère — ouvrière au polissoir ou dans les champs et *nourrice* — je mets *nourrice* en dernier lieu, car à la campagne, comme à la ville, le principal devient accessoire et le pauvre nourrisson plus malheureux que les petits agneaux, ne peut têter sa mère, suivant ses besoins, ni recevoir d'elle cette douce chaleur et ces caresses qui vivifient et développent plus qu'on ne pense, et le moral et l'organisation. On ne saurait croire combien l'allaitement, cette fonction qui devrait être sacrée pour la mère et pour la nourrice qui en accepte les charges est traitée indifféremmeut à la campagne. — Accroupies, à terre, quand il fait beau,

les nourrices de village échangent leurs nourrissons, les font coucher, dans le premier berceau venu et les exposent à tous les dangers des maladies contagieuses — j'ai vu, dans un village de la circonscription industrielle de Thiers, la syphilis transmise ainsi à quatre mères de famille et à leurs nourissons.

Il est à noter que l'enfant, élevé à la campagne, puise aux contes des veillées, les idées fantastiques les plus absurdes et qu'il est ainsi disposé à accueillir une foule de préjugés dont l'influence funeste pèsera sur toute sa vie. L'interprétation des rêves et de certains faits insignifiants, la foi aux sorciers, la croyance aux lutins, aux revenants, peuplent son esprit de visions, de terreurs, d'hallucinations qui poussent souvent à la folie et produisent toujours de fâcheux effets sur des organismes délicats ;—chez beaucoup de jeunes filles, on a vu ces frayeurs puériles causer de graves dérangements, pendant l'évolution de la puberté.

Après avoir plaidé la cause de la première enfance et réclamé pour elle le lait d'une mère, je dirai quelques mots en faveur de la période qui précède l'adolescence.

Ici encore, mes amis, je vous engagerai à faire quelques sacrifices et à consulter le médecin, sur le moment opportun d'utiliser les forces de vos enfants ; — quand l'arbuste n'a pas une fibre solide, il a besoin d'un abri protecteur, pour éviter les ruptures ou les incurvations ; — il en est de même pour l'espèce humaine ; — un travail prématuré et des fardeaux disproportionnés aux forces des enfants peuvent être le point de départ de maladies graves et de déviation:

de la taille le plus souvent irréparables.
Je vous recommande surtout, émouleurs de la ville, de réfléchir, avant de
poser certaines hottes chargées de
lames sur le dos de vos femmes et de
vos enfants ;— cette corvée, à travers
des rues, d'une pente très-raide, peut
offrir de graves dangers et déterminer
des hernies chez les enfants, des lésions de l'uterus chez les femmes,
sans parler des arrêts de développement qui peuvent en dériver.

Maintenant, je vais envisager votre
état, à un point de vue nouveau et je
vous engage à tenir grand compte des
préceptes qui en découlent.

De nos jours, la civilisation a réalisé
un grand progrès, c'est le bon marché
et le perfectionnement des produits
de l'industrie, moyennant l'application de ce principe fécond : *division
du travail, combinaison des efforts.*

Sans doute, en marchant dans cette
voie on a obtenu de magnifiques résultats ; mais il est du devoir du médecin hygiéniste d'en révéler les défauts
et d'indiquer les moyens propres à
les corriger. Parqué, pour ainsi dire,
dans un seul genre d'exercices musculaires, l'ouvrier moderne perd, peu
à peu l'habitude des autres mouvements. Certaines atrophies s'établis-
sent, certains organes se développent
outre mesure et l'ensemble du corps
reçoit de cet état de choses, le stigmate
de l'occupation exclusive à laquelle
l'ouvrier est livré.

Ce stigmate ne s'étend pas seulement sur les muscles et les organes, —
il frappe aussi les facultés intellectuelles et morales ; — de là, le besoin
impérieux, pour le père de famille
éclairé par les lumières de l'hygiène,
de répartir plus régulièrement les
forces de l'esprit et du corps au moyen
de l'instruction et de la gymnastique.

Les considérations générales qui
précèdent sur l'influence de l'air,
des lieux et des professions, nous permettent d'indiquer actuellement les
maladies les plus communes chez les
émouleurs. L'expérience et l'observation me permettent d'affirmer que le
rhumatisme et les affections du système lymphatique jouent le plus grand
rôle, dans les ateliers de notre vallée.

Dans le groupe des affections rhumatismales, nous citerons : L'ophtalmie, —l'aphonie, —la pleurodynie,—
le lumbago, —la sciatique.

Le caractère principal de ces maladies observées dans la vallée de la
Durolle, consiste dans *l'acuité de la
douleur et l'absence fréquente de gravité.* On reconnait le cachet rhumatis-
mal à la facilité de déplacement des
souffrances du malade, à leur réappari-
tion brusque, au moment où l'on
croit que tout est fini ; et à leur exaspération, sous l'influence des varia-
tions de l'atmosphère.

Dès qu'un individu a été atteint
d'une maladie comprise dans le groupe
en question, il peut être sûr qu'il en
sera tributaire jusqu'à la fin de sa vie.
Mais, il pourra, par des soins hygiè-
niques bien entendus, transiger avec
cet ennemi redoutable, et la flanelle
dont l'usage était autrefois si restreint,
pourra lui rendre, en ce cas, les plus
grands services. Joignez à ce vêtement,
les frictions sèches ou faites sur le tra-
jet des nerfs avec des linges imbibés
d'huile essentielle de térébenthine. Je
recommande ces frictions aux émouleurs, pendant les saisons froides et
humides. Leurs membres supérieurs
toujours en contact avec l'eau, se trouveront très-bien de cette pratique
avant de commencer leur travail.

Quant aux affections du système

lymphatique, elles comprennent :
l'ophtalmie, — l'engorgement des
glandes de la région cervicale,— la
bronchite simple ou euberculeuse,—
le carreau, — les déviations de la
colonne vertébrale et les lésions chroniques des os.

En général, les maladies de ce
groupe ont une gravité d'autant plus
grande que l'hérédité joue un plus
influent rôle. Dans ces cas, je donne
aux parents le conseil de lutter
contre les manifestations du mal avec
énergie et persévérance — et de ne
pas imiter l'apathie de ceux qui comp-
tent sur l'évolution de la puberté
pour obtenir la cure des lésions.
On ne saurait, trop tôt, recourir à
toutes les ressources de l'hygiène,
telles que, l'insolation, l'habitation
d'un logis sain, une nourriture tonique
et les exercices du corps réglés par
un médecin. *Le choix d'une profession
est d'un intérêt capital.*

Les longues séances des enfants, dans
les eaux de la Durolle qui coulant dans
un lit étroit de granit, possède rarement une température favorable, doivent être défendues sévèrement.

Nous ne terminerons pas nos conseils hygiéniques sur le dernier groupe
de maladies, sans combattre deux
préjugés nuisibles;— le premier concerne le traitement de l'ophtalmie
et des tâches qui atteignent la cornée
transparente, par des empiriques
qui s'attribuent le don spécial de guérir ces lésions. La pratique de ces
jongleurs, peut aggraver souvent le
mal et, dans tous les cas, elle permet
des progrès rapides à des tâches qui
traitées au début par des moyens rationnels eussent pu disparaître et ne
pas envahir le champ de la vision.

Le deuxième préjugé est relatif aux
maladies organiques dont les parents
retardent le traitement, afin de soustraire leurs rejetons à la conscription
militaire. Souvent les familles sont
encouragées et dirigées, dans cette
voie par des sorciers - rebouteurs,
qui non-seulement aggravent les lésions existantes; mais souvent en
créent de nouvelles. On ne saurait
croire, combien ces empiriques dont
les agissements sont librés, enlè-
vent des bras valides à l'agriculture, à
l'industrie, à l'armée, et combien de
jeunes gens détruisent leur santé à tout
jamais, pour avoir cédé à leurs solli-
tations funestes.

Sans doute la guerre est un fléau
des temps barbares que tout homme
de cœur désire voir disparaître ; mais
l'impôt du sang est une dette sacrée
et je conseillerai toujours à mes
lecteurs de ne porter aucune atteinte
à leur santé, dans le but de s'affran-
chir de ce tribut.

Voici, du reste, le conseil que je
donnais en 1849, dans mon mémoire
sur le pied-bot (1) : « Nous dirons aux
» parents qui refusent de faire traiter
» leurs enfants d'une difformité cu-
» rable, qu'ils se chargent d'une res-
» ponsabilité bien terrible. Il n'est
» dans la vie, aucun avantage supé-
» rieur à la santé et par ce mot, je
» comprends la régularité de toutes
» les fonctions physiques et morales.
» Toute déviation de l'état normal,
» doit donc être combattue dès le prin-
» cipe, avec la plus grande activité,
» parcequ'il peut survenir des désor-
» dres, dont on ne saurait mesurer

---

(1) Mémoire sur la cure radicale du
pied-bot, par la ténotomie sans cutanée,
aidée d'appareils simples et méthodiques,
par E. Suzeau,—Clermont-Ferrand 1849.
Imprimerie de Thibaut-Landriot.

» l'étendue où fixer les limites et que,
» dans les occasions mêmes, où la
» médecine obtient les plus beaux
» triomphes, il n'est jamais sûr que
» les dommages subis par l'organisa-
» tion soient entièrement réparables. »

Au revoir, mes amis.

NEUVIÈME LETTRE

(13 juillet 1873)

AUX FORGERONS

Mes Amis,

J'ai à vous proposer, par cette température torride, une excursion dans le domaine de l'histoire.

Vous êtes sûrs d'y entrer, à toute heure, sans autorisation préalable, aux moments de votre repos, sans fatigue, presque sans frais et vous pouvez y voyager avec une grande rapidité. Ni les chemins de fer, ni les bateaux à vapeur, ni les aérostats ne peuvent vous donner une idée des merveilles qu'on y rencontre.

Aujourd'hui, mes amis, si vous voulez me suivre, je vous transporterai au commencement du septième siècle, dans la cour d'un roi mérovingien.

C'est dans sa villa de Clichy que ce monarque aimait à étaler sa magnificence. Assis sur un trône d'or, la couronne sur la tête, entouré d'évêques et de ducs, il vient d'accueillir les plaintes d'un de ses grands seigneurs, voisin du royaume de Bretagne.

Il frémit de colère, après avoir entendu le récit du messager et se tournant vers ses officiers, il leur commande de se tenir prêts, pour entrer en

campagne et aller châtier sans délai, l'audace de son insolent voisin, qui prétendait ne relever que de lui-même, et avait conduit la chasse au cerf sur les terres de France.

Au sortir de cette audience, l'envoyé du grand seigneur est invité au dîner du roi avec un artiste éminent en orfévrerie qui jouissait à la cour d'un crédit sans bornes.

— Grand monétaire, dit le roi Frank, nous aurons bientôt l'occasion de recourir à vos bons et loyaux services. L'armée va se réunir, et à sa tête je me propose d'aller guerroyer contre le duc de Bretagne, qui, non content de s'arroger le titre de roi indépendant s'est encore permis de chasser tout récemment sur les terres de France.

— Sire, répond humblement le grand monétaire, me permettez-vous de donner mon avis?

— Mais sans aucun doute, dit le monarque, n'ai-je pas l'habitude de te consulter dans les choses importantes et Dieu merci, je n'ai jamais eu à m'en repentir.

— Eh bien ! dit le grand monétaire, je vous exposerai en toute vérité que la guerre est une action très-mauvaise, qu'elle répugne aux préceptes de la charité chrétienne et qu'un grand prince doit épuiser toutes les démarches compatibles avec son honneur et l'intérêt de ses sujets, avant de tirer l'épée du fourreau.

Vous prétendez, sire, avoir subi un affront dans la personne du seigneur Raoul dont les terres, dit-on, auraient été traversées par la chasse du duc de Bretagne, mais cet acte est-il donc un si grand crime et la plupart de vos *leudes* ont-ils sur ce sujet la conscience bien délicate ; vous-même, sire, quand vous courez le cerf, avez-vous toujours l'esprit occupé de vos limites, et ne vous est-il jamais arrivé dans l'ardeur de la course de piétiner des terres qui ne vous appartenaient pas ?...

Puis, s'animant à mesure que le roi Frank lui prêtait une plus religieuse attention, le grand monétaire ajouta :

— Abandonnez le projet que vous avez conçu dans un moment de colère, vous ne sauriez être juge et partie, et vous disposer à châtier un prince que vous n'avez pas entendu. Craignez d'aller contre les lois de la justice, dont votre cœur doit donner l'exemple et punir un affront peut-être imaginaire. Gardez-vous d'aller faire couler le sang de vos sujets et celui des pauvres Bretons. Je connais ce duc, il est emporté, mais il n'est pas injuste. La grande puissance qu'il possède, les succès militaires qu'il a remportés, à diverses reprises, ont enflé son orgueil; à peine provoqué, il relèvera le gant et alors qui peut prédire où s'arrêtera cette guerre, quels flots de sang elle fera couler, quelles misères elle suscitera ? Car vous le savez, sire, la guerre est un fléau qui en entraine plusieurs à sa suite. Elle démoralise les nations qu'elle fait reculer vers l'état sauvage ; elle paralyse l'agriculture et le commerce dont les souffrances amènent la famine ; elle produit à l'intérieur les meurtres et le pillage, l'oubli des lois qui régissent les hommes en société ; et, en dernier lieu, détermine, dans les pays guerroyants, un fléau plus redoutable encore que les autres, je veux parler de la *peste*.

N'oubliez donc pas, sire, qu'un mot de votre bouche irritée, peut attirer tous ces fléaux sur notre pauvre France. Songez que Dieu ne vous a pas donné la puissance pour rendre malheureux les peuples confiés à vos soins et n'oubliez pas qu'un monarque juste et bon ne doit s'armer que pour défendre ses sujets attaqués; et encore ne doit-il le faire, qu'après avoir épuisé tous les moyens de conciliation.

— Mais, mon pauvre monétaire, déjà des procédés injurieux existent et mon honneur répugne à prendre l'initiative des démarches de conciliation.

— Qu'à cela ne tienne, répond le grand monétaire, vous savez combien m'est cher tout ce qui touche à votre autorité et au salut de la France, veuillez me déléguer auprès du duc de Bretagne, et sans compromettre votre majesté, je ne tarderai pas à vous renseigner sur ses sentiments à votre égard. Si la guerre est juste, nous la ferons tous avec courage, mais s'il

existe des chances honorables de paix, comptez sur mon retour prochain.

— Eh bien, mon cher monétaire, dit le roi Frank, je te donne mes pleins pouvoirs, pars avec cet envoyé, va trouver le duc de Bretagne et ce que tu feras, je le tiendrai pour fait.

Le lendemain, le grand monétaire se rendit à la cour du duc de Bretagne, qui n'était, à cette époque, qu'une grande métairie. Il se fit expliquer le différend, fit appel aux sentiments d'humanité du duc, et ménagea l'affaire avec tant d'adresse , qu'il fit tomber les deux princes d'accord et licencier leurs armées, au grand soulagement du pauvre peuple qui ne pouvait se lasser de publier les louanges de ses admirables vertus.

Maintenant, mes amis, ai-je besoin de vous dire qui était ce roi Frank, qui était ce grand monétaire investi à la cour d'une si grande influence. Quoique absorbés par le travail de vos forges, vous connaissez tous ces deux noms populaires et vous m'avez précédé en nommant Dagobert et St-Éloi, votre bien-aimé patron.

Mais ce que vous ignorez, peut-être c'est la marche que suivit ce pauvre ouvrier pour arriver de l'atelier, jusqu'aux marches du trône de France.

Prit-il pour modèle ces ambitieux dont parle Tacite, qui font tout *servilement* pour monter au pouvoir; qui regardent la vie humaine comme une comédie jouée par des dupes et des fripons et ne veulent jamais se classer dans la première catégorie, qui haussent les épaules, quand on leur parle du tribunal de la conscience, qui jettent leur bave de reptile sur tout acte de dévouement, ou qui se couvrant du masque de la religion, cotoyent *honorablement* le code pour échafauder leur fortune.

Non, mes amis, il eût dans son cœur, le culte de la vertu et cette existence que je vais vous esquisser, vous rasséréna et vous prouvera qu'on n'atteint la vraie gloire que par l'honnêteté et le travail.

Eloi naquit en 588, dans un village nommé Cadillac, au pays de Limoges, de parents de médiocre fortuue. On l'envoya aux petites écoles, où d'abord il promettait de faire de grands progrès. On l'y laissa peu de temps, et son père le plaça en apprentissage, chez un orfèvre de Limoges qui avait l'intendance de la monnaie du roi.

Eloi fut mis entre ses mains, et ses progrès furent si rapides, que tous ses ouvrages étaient reçus pour des chefs-d'œuvre.

Après quelque séjour en cette maison, Eloi vint à Paris où il fit connaissance d'un trésorier général de France qui l'introduisit chez le roi. C'était pour lors Clotaire II qui rencontrant un si bon ouvrier lui commanda une certaine pièce qu'il désirait avoir, et lui donna un certain poids d'or en lingot. La légende raconte qu'Eloi reçu l'or du roi et pour un ouvrage, il en fit deux, en chacun desquels le roi trouva le même poids d'or qu'il lui avait donné.

Or, mes amis, ne reconnaissez vous pas dans ce fait merveilleux un rare exemple de probité que doivent imiter les ouvriers quand on leur confie une certaine quantité de métal pour une œuvre quelconque.

Le vol était, à cette époque, si commun que les hommes de l'art auxquels le roi montra ces deux chefs-d'œuvre les attribuèrent non à la rare fidélité d'Eloi qui avait fait l'emploi intégral du lingot d'or, mais à un miracle qui avait multiplié l'or entre ses mains. — De cette manière ils se ménageait une échappatoire, dans le cas ou leur travail rendu, aurait eu un poids bien inférieur au métal livré. Ils auraient dit : Mais tout le monde n'a pas la puissance miraculeuse d'Eloi, *n'est pas saint qui veut !...*

Quoiqu'il en soit de cette circonstance, l'ouvrage qu'il présenta au roi, se trouva si bien à son gré et fait avec autant d'artifice, que depuis, Clotaire le jugea digne de plus grandes choses et l'appela auprès de sa personne. — A quoi ne servirent pas peu ses qualités naturelles que Dieu lui avait données — « car il était bien » fait, de riche taille, les cheveux » beaux et la façon accompagnée d'un » doux agrément. »

Le roi résolut de l'arrêter à son service et exigea de lui le serment de fidélité, sur les reliques des saints, ce qu'Eloi refusa de faire ; et le roi fut obligé de céder devant cette fermeté d'âme si peu commune et l'admit à son service.

Quelle leçon, mes amis, Eloi ne donne-t-il pas à tous ces ambitieux de mauvais aloi qu'on trouve dans toutes les régions de la société, qui s'inclinent devant tous les pouvoirs, prostituent leur parole à toutes les majestés humaines, et sanctionnent, par leur exemple, le triomphe de la ruse et de la force aux dépens du droit !...

Eloi, ne se laisse pas enivrer par les éloges d'un monarque qui veut lui accorder sa faveur ; — il sait combien ces rois barbares sont souvent indignes des suffrages d'un honnête homme et je le considère comme l'initiateur de l'humanité à ce grand principe : *s'incliner devant la loi et non devant l'homme.*

Quelle leçon. mes amis, pour les

électeurs modernes qui placés moins haut, mais pouvant influer par leurs suffrages sur les destinées du pays, laissent maîtriser leur conscience par leur estomac, et votent sous l'influence du vin électoral! J'aime à croire que le nombre des électeurs indignes ira toujours en décroissant et que la voix de la justice prédominera bientôt.

Revenons à votre patron.

Au sommet des honneurs, il vécut avec une grande modération à la cour, il ne regardait personne avec jalousie et il avait compassion de ceux qui étaient portés d'envie contre lui; — il fuyait la compagnie des mauvais et choisit des personnes de vertu avec lesquelles il voulut avoir une particulière habitude. La principale charge qu'il avait chez le roi, était celle de son argenterie, mais il ne laissait pas de faire des chasses pour y placer les reliques des saints et ces objets d'art ont été admirés comme des merveilles.

Après la mort de Clotaire, Dagobert son fils qui succéda à ses États, fut aussi héritier de l'affection qu'il avait eue pour un si bon officier, si bien que souvent il se dérobait de ses domestiques et l'allait trouver pour s'entretenir avec lui. Eloi profitait de ces moments, pour retirer le roi du libertinage, et le portait à des actes de vertu. — Il usait de son crédit, pour soutenir la cause des malheureux contre les puissants, et s'il faisait des aumônes, il ne se bornait pas à jeter quelques pièces de métal à des mendiants qui assiégeaient les portes de la cour, — mais il se donnait la peine de chercher, d'interroger, pour découvrir de véritables misères et répandre ses bienfaits sur les victimes des gens riches qui en faisaient gémir plusieurs injustement dans les prisons et les cachots.

Ainsi vous le voyez, c'est par un talent supérieur comme orfèvre, le sage emploi de son temps et une probité à toute épreuve, qu'Eloi traversa la foule des envieux et des calomniateurs pour arriver au point où nous l'avons vu, quand Dagobert l'établit son plénipotentiaire auprès du duc de Bretagne. Apprenez donc par ce fait éclatant et par une foule d'autres qui sont ignorés, que la probité n'est pas toujours une duperie et qu'on peut s'élever très-haut, même en étant honnête homme.

Devenu évêque de Noyon, il compta ses jours par des actes de vertu et de charité et mourut le 1er décembre, l'an 665, selon la chronique de Sigebert. Toute la France pleura cette perte et les personnages les plus importants de l'église et de la cour assistèrent à ses obsèques. *Les pauvres n'y manquèrent pas.*

Voilà, mes amis, un résumé de la vie de votre bien-aimé patron. De son temps, il a porté à ses dernières limites l'art de l'orfévrerie, et s'est rendu à jamais célèbre par ses qualités éminentes, dans un siècle de barbarie, où tous les vices étaient à la mode et où chaque festin se terminait en orgie; sa sobriété était devenue proverbiale, car il savait que sous l'influence des liqueurs alcooliques et de la bonne chère, les mauvais instincts de l'homme se réveillent avec tant de puissance, qu'il est bien difficile de les maîtriser.

N'ayez donc pas pour lui un culte banal, mais une grande vénération et le désir d'imiter son exemple, n'oubliez jamais cette vie dans laquelle brillent la modestie, le travail, le sage emploi du temps, l'aumône bien entendue, la fermeté d'âme à

toute épreuve et le génie de la conciliation, qui réussit à éviter l'effusion
du sang des Bretons et des Français.
Si je suis parvenu à vous faire admi-
rer ce beau type d'ouvrier, je crois que
je n'aurai pas perdu mon temps. *Une
pareille vie n'est-elle pas une bonne
leçon d'hygiène ?*

A ma prochaine lettre, j'aborderai
directement l'étude des conditions
insalubres de votre profession et des
conseils qui s'y rattachent.

Au revoir, mes amis.

DIXIÈME LETTRE
(20 juillet 1873)

AUX FORGERONS
et autres Artisans
qui travaillent debout.

Mes Amis,

Nous vivons dans une époque ou
les conversations roulent souvent sur
la guerre. — J'ai remarqué que dans
vos ateliers les murs sont tapissés de
gravures représentant des scènes de
batailles. Eh bien, pour vous donner
une notion générale sur l'hygiène, je
me servirai d'une comparaison militaire, en vous disant que notre corps
peut être assimilé à une citadelle plus
accessible à l'ennemi par un bastion
que par un autre. — Nous portons
tous en naissant notre côté vulnérable,
notre bastion plus faible, et la mission
la plus importante du médecin hygiéniste consiste à signaler à chaque
homme, à chaque ouvrier, ce côté
faible et à lui indiquer les moyens de
le fortifier.

Un être humain qui arriverait au
développement complet de son organisme sans le moindre défaut, peut-

être considéré comme un être imaginaire. Mais, s'il venait, par hasard, à
se rencontrer, je peux avancer hardi-
ment, que sa position sociale, fut-ce
même celle d'un rentier, ne tarderait
pas à créer ce côté faible dont nous
avons parlé, en développant d'une
manière inégale toutes les facultés de
l'être humain.

Le seul état, qui à mon avis, se rap-
proche du beau idéal que se forme le
médecin hygiéniste, c'est celui de
l'agriculteur. Dans cette profession
que trop de gens négligent et qui
reprendra faveur, dès que les malheureux ouvriers accumulés dans les
grandes villes auront été saturés de
déceptions, je considère que toutes
les facultés de l'homme sont mises
en jeu, et livrées à un exercice normal. La vie en plein air, un exercice
musculaire des plus réguliers et qui
n'excède jamais les forces, des repos
agréables et utiles coupant le cours de
la journée, la vue du grand spectacle
de la nature, la mise en jeu de l'intelligence si nécessaire aux travaux
de l'agriculture, le soin du bétail qui
rend à l'homme tant de services et
exige de sa part tant de qualités,
la plantation et la culture des arbres
qui deviendront de plus en plus nécessaires et pourront, grâce à d'autres
ressources augmenter le combustible
et faire cesser la vie souterraine des
mineurs, telles sont les conséquences
nombreuses qui découleront de la
mise en honneur de l'agriculture.
*La santé et le bonheur compatibles
avec la nature humaine ne peuvent
que se trouver là.*

Je n'ignore pas que dans les pays
montagneux comme celui de l'arrondissement de Thiers, les ressources
agricoles paraissent à plusieurs villa-

geois un peu trop restreintes, et que des émigrations fréquentes se font presque tous les ans, de la campagne à la ville, dans l'espoir de s'enrichir. Mais je le demande à ceux qui ont un peu vécu et qui ont pu balancer les avantages et les inconvénients du séjour des villes, peut-on trouver dans les agglomérations d'hommes, les conditions sanitaires que nous offre l'habitation des communes rurales ?

Et puis, si l'ouvrier des villes arrive à une certaine fortune, après plusieurs années de travail, que sont devenu sa santé et sa joie ? A quoi sert un repas somptueux à celui dont l'estomac affaibli rejette tous les aliments ? Comment serait-il récréé par une belle collection de tableaux, celui dont les yeux sont amaurotiques ou cataractés ?

Je me laisse aller à ces réflexions qui paraissent à certains esprits difficiles, s'éloigner de la question que j'ai à traiter. Je suis d'avis cependant qu'alors même où je parais avoir perdu mon sujet de vie, je m'y sens ramené par un fil qui ne s'est jamais rompu et ce fil, c'est ce principe : *que toute notion saine et utile se rattache à l'hygiène, puisqu'elle est une lumière à travers les ténèbres de l'ignorance, éclairant l'ouvrier qui en a été privé, et lui permettant de voyager, sans encombre dans la voie industrielle qu'il a adoptée.*

En ce moment, je veux donner des conseils aux forgerons et je me suis trouvé ramené aux considérations relatives à l'agriculture, en songeant que la plupart des bons forgerons de notre cité ont mené de pair la vie agricole et industrielle. — Il est un village de la commune de Celles où tous les habitants sont forgerons et propriétaires ruraux. Quelques-uns d'entr'eux, attirés vers la ville par le désir du confortable et du luxe, ont quitté le foyer paternel, afin d'imiter ceux de leurs camarades qui se sont enrichis ; — que de fois n'ont-il pas regretté dans les ateliers de la ville et les rues mal aérées, ce potage mangé en plein air, ces pommes de terre que leurs mains avaient cultivées, et ces coins de terre qu'ils eussent acquis et améliorés, tandis que le fruit de leurs économies leur échappe souvent des mains et ne leur laisse que d'amères déceptions !...

Mais revenons à l'état du forgeron et tâchons d'en étudier les inconvénients, afin que nos conseils soient frappés au coin de l'exatitude et de l'utilité.

Le forgeron de lames, de ressorts, de platines et de mîtres est soumis à un inconvénient qui lui est commun avec plusieurs autres artisans. Il ne peut travailler qu'étant *debout*. Je profiterai donc de cette occasion pour examiner cette situation et en faire découler des préceptes pour tous ceux qui travaillent ainsi.

Mes amis, il existe dans le corps humain deux ordres de muscles produisant des mouvements — les uns sont indépendants de la volonté, les autres lui sont complétement soumis. Entre ces deux ordres de muscles, on peut en trouver quelques-uns qui servent de transition, comme les muscles des paupières. Le cœur est un muscle creux pouvant être considéré comme le type des muscles qui se meuvent en dehors de la volonté. Avant que l'enfant ait fait entendre son premier vagissement le cœur se meut, et le plus souvent, il se contracte encore, d'une manière insensible, alors que la face de l'homme présente tous les caractères de la mort. Les battements du pouls que le médecin explore au poignet, sont l'indice certain des mouvements du cœur qui ne sont d'une régularité parfaite que dans les cas où le sujet jouit d'une parfaite santé et n'est agité par aucune passion mauvaise. A ce propos, n'oubliez pas, mes amis, cette dernière influence, afin de vous préserver de l'action nuisible des passions subversives et de ceux qui voudraient les allumer.

On a souvent disserté en mécanique sur le mouvement perpétuel, et le génie le plus élevé n'a pu réaliser ce rêve.

Eh bien, dans votre poitrine, se trouve un organe qui se meut sans relâche. Toujours et à chaque seconde, il reçoit le sang qui revient de toutes les parties du corps ; toujours, et à chaque seconde, il se contracte pour le lancer, dans toutes les parties du corps. Ce chef - d'œuvre d'organisation possède comme tout ce qui a été créé, une période ascendante et une période descendante ; et le temps qu'il met à les parcourir serait souvent plus long, si l'homme prodigue du capital de vie qu'il possède, ne le mettait au service des mauvaises passions, et s'il pouvait donner quelque repos à ce muscle souvent épuisé de fatigue.

Tout mouvement prolongé est donc suivi de fatigue, et les alternatives de repos et de mouvement qu'on ne saurait obtenir pour le cœur, sont une condition favorable au fonctionnement des muscles soumis à sa volonté.

Or, mes amis, pendant votre travail, tous les muscles de votre corps soumis à la volonté, se contractent, les uns pour soutenir la colonne verté-

brale, les autres pour mouvoir le marteau et la matière à forger. Vous faites donc, pendant ces heures de travail, une plus grande dépense du fond vital que ceux qui travaillent assis et même que ceux qui marchent. Sans doute vous vous reposez, pendant vos repas, et pendant les heures que vous consacrez au sommeil, mais il n'en est pas moins vrai, qu'à temps égal, vous dépensez une plus grande somme de forces que les autres ouvriers.

La station debout pour votre travail obligatoire ne se borne pas à fatiguer l'ensemble des muscles soumis à la volonté. Elle exerce aussi, phénomène important à noter, une influence marquée sur la fréquence des mouvements du cœur. A des pulsations qui, chez l'adulte bien portant s'élèvent au nombre de 65 à 75 par minute, elle fait succéder le chiffre de 80 à 85. Or, qui ne comprend que cet organe chargé de la circulation du sang, ne se trouve fatigué par la plus grande fréquence de ses mouvements, ressemblant, en ce point, à l'individu qui peut bien faire plusieurs kilomètres en marchant modérément, mais qui ne pourrait en faire un seul, s'il s'agit de courir sans relâche.

Or, qu'arrive-t-il de cette fatigue du cœur ? Ce sera ou une *lésion fonctionnelle* ou une *lésion organique*. La première est un dérangement qui n'a pas encore altéré le tissu vivant, et peut être susceptible de guérison.

La deuxième, caractérisée par une altération du cœur, se trouve le plus souvent au-dessus des ressources de l'art, et mène fatalement l'ouvrier qui en est atteint aux maladies de la respiration et finalement à l'hydropisie.

Devant une pareille perspective, combien les conseils de l'hygiène ne vous deviennent-ils pas utiles ? Aussi, je commencerai mes avertissements en vous engageant à mieux régulariser votre travail de la forge qui par lui-même porte atteinte aux fonctions du cœur. Plusieurs d'entre vous laissant leur atelier, pendant quelques jours, se remettent au travail avec une espèce de frénésie. Jaloux de rattrapper le temps perdu, ils travaillent vite et font de longues séances ; ils accélèrent la ruine de leur santé et se mettent dans la position de l'individu qui au lieu de bien distribuer un certain nombre d'heures pour faire un voyage, flanerait au début, et se livrerait, vers la fin, à une course vertigineuse. Je vous laisse à penser ce qui adviendrait de ce malheureux tombant, auprès du but, épuisé, haletant et presque mort.

Les préceptes que je tiens à vous donner ici, trouvent aussi des analogies nombreuses dans l'alimentation et les autres fonctions de la vie humaine. Que diriez-vous de celui qui pouvant utilement réparer ses forces, au moyen de trois kilogrammes de viande par semaine, les absorberait dans les deux premiers repas. Non-seulement, il fatiguerait son estomac, par cette corvée gastronomique, mais encore il sentirait ses forces engourdies, et verrait s'altérer ses fonctions digestives et survenir une maladie grave, s'il continuait ces erremens.

Je n'ignore pas que plusieurs d'entre vous trouveront mes conseils entachés d'exagération et se prenant pour modèles me diront : « Eh mon Dieu, voyez comment je me conduis, je travaille quand je veux avec une grande ardeur ; et quand je suis en-nuyé, je bois, je chante et ris sans m'en trouver plus mal. Je ne veux pas m'inquiéter d'avance et me nargue de vos précautions. »

A ces hommes qui jeunes et robustes se croient à l'abri de tout mal, je pourrais répondre comme le roseau de Lafontaine :

« Mais attendons la fin.»

Passons à l'examen des autres lésions dépendant de la *station debout*. Nous noterons les hernies, l'hydrocèle, le varicocèle, les varices des jambes et les ulcères atoniques du membre inférieur.

Voilà des lésions dont certaines comme les hernies, sont très-communes et ne permettent pas à l'individu qui en est atteint d'user des forces qu'il possède, sous peine de voir surgir les plus graves accidents. L'homme atteint de hernie est frappé d'une infirmité tellement grave que le nom de hernieux ou hargneux indique leur mauvaise humeur habituelle.

Les ulcères *variqueux* des jambes sont aussi très-communs, chez les artisans forcés à travailler debout. Cette station jointe à l'influence des maladies des poumons et du cœur rend les ulcères des jambes incurables, en entretenant dans ces parties un engorgement chronique.

Le sujet atteint de ces ulcères est astreint à des pansements journaliers et à des soins qui ne sauraient être négligés, sans entraîner une dégénérescence fétide de ces ulcères et une impossibilité de se livrer à la marche.

Je me souviens avoir soigné un forgeron qui était atteint à la jambe gauche d'un ulcère si vaste, si profond, si rebelle à la plupart des médications qu'il avait été question d'amputer ce membre.

Telles sont, mes amis, les maux que le travail debout engendre le plus souvent.

Quels sont mes conseils hygiéniques ? 1° Se servir dans l'atelier ou vous travaillez d'une chaise longue sur laquelle vous reposerez votre corps, de temps en temps;

2° Mieux distribuer, que vous ne le faites les heures du travail et du repos et surtout éviter les longues séances de forge pour rattraper le temps perdu.

Aux artisans jeunes, robustes, indifférents qui ne voudraient s'astreindre à aucune précaution pour conserver leur santé, je répondrai par la belle maxime de La Rochefoucault :

Ce n'est pas assez d'avoir de grandes facultés, il faut en avoir l'économie..

Au revoir, mes amis, à bientôt les conseils spécialement réservés à la profession des forgerons.

ONZIÈME LETTRE
(27 juillet 1873)

AUX FORGERONS

Abus du tabac. — Cataracte. Amaurose.

MES AMIS,

Si je suis parvenu à vous intéresser en vous exposant la biographie de votre patron, j'espère vous entretenir aujourd'hui d'un sujet qui mérite de captiver toute votre attention.

L'exercice de votre pénible profession vous oblige à tenir les yeux sans cesse fixés sur le fourneau où vous faites chauffer le métal destiné à être forgé et sur le fer incandescent que frappe votre marteau.

Or, cette corvée que subit, pendant plusieurs heures, l'organe de la vision, n'est pas pour lui sans inconvénients ; le moins grave et le plus commun c'est l'ophthalmie ; les autres sont la cataracte et l'amaurose.

Ces lésions sont favorisées, dans leur développement, par le choc fréquent de parcelles de fer rouge contre le globe de l'œil, au moment où le coup de marteau tombe avec force sur le fer en ébullition.

Cet accident qui se renouvelle très-souvent chez les forgerons et contre lequel ils ne se précautionnent pas, produit quelquefois une lésion des paupières sur laquelle j'appelle votre attention. La parcelle rouge de métal, en frappant la marge palpébrale, brûle le bord interne qui plus tendre que l'autre, suppure quelquefois et dans tous les cas éprouve une petite perte de substance, à la suite de laquelle les cils tirés en dedans, par la bride cicatricielle forment un pinceau qui gratte continuéllement le globe de l'œil et l'irrite par ce contact anormal.

Voilà donc, mes amis, dans votre existence d'ouvrier, la goutte d'eau qui souvent fait déborder le vase et vous mène fatalement à des lésions très-graves.

La plupart d'entre vous, insouciants sur l'état de cet organisme merveilleux qui vous rend de si grands services, ne s'approchent du médecin que pour le consulter sur des maux très-avancés. Ils ne se doutent pas que l'œil est un mécanisme bien plus compliqué qu'une horloge ; tous les jours on les voit négliger les lésions de l'œil et mander l'horloger, dès qu'ils s'aperçoivent que leur sonnerie est dérangée.

J'ai un conseil hygiénique à vous

donner sur cet accident qui vous semble d'une si minime importance, c'est 1° de porter en travaillant des conserves bleuâtres qui auront le double avantage de protéger l'œil contre les parcelles rouges de métal et d'amoindrir l'éclat du feu ; 2° de ne pas négliger l'état de vos paupières et de faire rétablir sans délais, les cils déviés, dans leur état normal, afin d'éviter toutes les lésions qui en résultent.

Arrivons maintenant à l'ophthalmie, elle est, comme nous avons déjà eu l'occasion de le voir, excessivement fréquente dans la population ouvrière de la circonscription industrielle de la ville de Thiers, et les prédispositions à cette maladie sont le rhumatisme et le lymphatisme; or, l'ophthalmie si pénible à ceux qui en sont atteints est encore digne de nos études les plus sévères, si nous tenons compte de la fréquence et des lésions graves qui peuvent en dériver, je veux parler de l'amaurose et de la cataracte. Pour fixer votre attention sur cet intéressant sujet, je vais vous relater un fait des plus remarquables tiré de ma clinique particulière :

Le nommé X..., d'un hameau faisant partie de la circonscription industrielle de Thiers, forgeron de lames, se présente à ma consultation le 1er septembre 1859.

C'est un homme robuste, à cheveux bruns, d'une taille moyenne, d'une santé parfaite, âgé de 45 ans environ, Il est marié depuis l'âge de 25 ans, a eu plusieurs enfants et n'accuse rien d'héréditaire, du côté de l'appareil visuel.

Il raconte qu'en 1847, il fut atteint d'une ophthalmie des plus intenses dont la guérison fut longue et difficile; un empirique lui conseilla de priser du tabac et depuis cette époque il contracta cette habitude à laquelle il se livra avec une véritable passion.

Il ajoute que sa vue baissant graduellement depuis deux ans, il s'est trouvé complétement aveugle en février 1859.

Après avoir constaté, par les moyens que possède la science moderne, l'existence d'une cataracte capsulolenticulaire double et reconnu qu'elle peut être opérée, je renvoie le nommé X... au mois suivant, afin que tout soit prêt pour les premiers jours du mois d'octobre. J'entends par préparatifs :

1° *La disposition de la chambre où doit être opéré le cataracté ;* cette chambre doit être propre et les ouvertures disposées de manière à laisser pénétrer, au gré de l'opérateur, les rayons du soleil, depuis le grand jour jusqu'aux ténèbres les plus complètes. Les courants d'air doivent être évités ;

2° *L'état du cataracté.* Chez le nommé X... j'avais à faire suivre un régime convenable, et surtout à le distraire de l'habitude de priser qui congestionne les yeux et aurait pu, par l'éternuement, porter un grand obstacle au succès de l'opération.

Cette concession d'abandonner sa tabatière que je lui fis considérer comme une condition nécessaire à la réussite, fut très-difficile à obtenir. Cet homme prisait depuis 12 ans environ, et l'empirique qui lui avait conseillé l'usage du tabac lui avait fait considérer cette substance comme utile à l'entretien de sa vue ; de telle manière, qu'au lieu de penser qu'il était devenu aveugle pour avoir abusé du tabac, il aurait volontiers proclamé que c'était pour ne pas avoir suffisamment prisé.

Eh bien, mes amis, puisque l'occasion s'en présente, je vous donnerai quelques mots d'explications sur l'action du tabac dont tant de gens abusent, au grand préjudice de leur santé.

Et d'abord, comme simple constatation, je vous dirai que tous les cataractés que j'ai observés dans les hôpitaux de Montpellier, de Nîmes, de Marseille et de Paris, avaient l'habitude de priser du tabac. M. le docteur Le Calvé, un des élèves les plus distingué de Sichel, m'a affirmé plusieurs fois avoir fait la même observation. Nous sommes donc autorisé à penser que dans tous les cas, dont je vous parle, si l'action de priser du tabac, n'a pas complétement joué le rôle de cause, au moins peut-on affirmer qu'elle n'a pas été sans *influence*. Or, qu'elle a pu être cette influence? Pour bien nous en rendre compte, nous avons à examiner attentivement : *1° la poudre de tabac ; 2° l'effet qu'elle produit sur la membrane où elle est appliquée.*

La poudre de tabac provient de la préparation des feuilles du *nicotiana tabacum*, de la famille des Solanées. C'est un *sternutatoire* par excellence dont les propriétés excitantes sont augmentées par le mode de préparation de ces feuilles avant que la régie les livre à la consommation publique. Or, nous vous apprendrons qu'après avoir fait sécher les feuilles de tabac, à l'aide de procédés particuliers, on les met en cordes pour les couper ou les rapper suivant l'usage auquel on les destine. Dès que la poudre du tabac est faite, on y ajoute du *sel*, de la *chaux* et des liquides propres à opérer une sorte de fermentation, à lui donner de la couleur, du *montant* ou *bouquet*, ce qu'on appelle la *sauce*, et de ce mélange convenablement fait résulte la plus ou moins bonne qualité du *tabac marchand*.

Ceci posé, vous n'aurez pas de peine, mes amis à reconnaître, dans cette poudre dont vous bourrez incessamment vos narines, une substance des plus irritantes.

Voyons maintenant l'effet que produit cette poudre sur la membrane où on l'applique.

Si par hasard (et c'est très-fréquent) le vent porte sur l'œil un grain de tabac en poudre, qu'observez-vous? une sensation douloureuse de picottement suivie d'une injection des vaisseaux qui tapissent l'œil et d'un larmoiement plus ou moins abondant. Aspirée par les narines où le priseur se plaît à la déposer, la poudre de tabac produit un effet analogue mais moins intense. Il existe d'abord un picottement des papilles nerveuses de la membrane pituitaire, que le priseur savoure avec plaisir, puis une irritation vasculaire, et suivant la plus ou moins grande habitude, l'*éternuement* ou une *sécrétion* de mucosités. Le picottement de la *pituitaire* se communique très-vite à la *conjonctive* en s'affaiblissant. il n'a rien de désagréable pour l'œil et beaucoup de priseurs m'ont dit que cette sensation excite l'organe de la vision quand il est fatigué ; le réveille, pour ainsi dire, et le force à soutenir une plus longue carrière dans les veillées d'hiver.

Permettez-moi, mes amis, de m'arrêter ici, un petit instant. L'ouvrier qui veille, l'homme de bureau qui écrit, le littérateur qui compose, se bourrent les narines d'une poudre excitante pour tenir leurs yeux et leur cerveau en éveil, et ils se plaisent tellement à se procurer cette sensation, qu'on les voit sans relâche priser et se moucher.

Or, je vous le demande, si vous **examinez cette habitude,** de bonne **foi, ne vous semble-t-il** pas que le **priseur stimulant** sans cesse l'œil **fatigué,** pour lui demander un service **plus actif** et plus long, ressemble un peu à ce postillon qui dirigeant des chevaux épuisés les harcelerait à chaque instant de coups de fouet pour leur faire fournir une carrière disproportionnée à leurs forces.

Une bonne litière, de bons aliments et du repos ne vaudraient-ils pas mieux à ces pauvres bêtes que des coups de fouet pour les aider à reprendre leur énergie.

Eh bien, il en est de même de cet organe précieux, de l'œil que beaucoup de gens tiennent à surexciter par des prises de tabac.

Quelques lotions d'eau fraîche, l'activité de l'individu tournée sur un objet utile, mais différent, et en définitive, le repos nécessaire à cet organe délicat qui a fourni, sans relâche, une assez longue carrière, telles sont les précautions que je vous recommande, **afin** de conserver jusqu'à la fin de votre existence, l'usage si nécessaire de la vision, et à ce propos je vous informerai que les longues veillées employées soit à un travail, soit à des jeux, nuisent beaucoup à la vue. *Pour conserver longtemps cette précieuse faculté, il faut se coucher de bonne heure et se lever matin.*

Que de fois, j'ai réfléchi au mal que plusieurs d'entre vous se procurent, soit en prisant, soit en tenant à la bouche près du fourneau et du fer incandescent, ces espèces de mauvaises pipes, à court tuyau dont je ne veux pas prononcer le nom !... N'est-ce pas assez du calorique qui rayonne sur vous de tous **côtés.** sans y joindre la chaleur du tabac qui brûle si près de vos lèvres, et de la fumée caustique qui s'échappe de votre pipe.

Ecoutez-moi, et je vais vous indiquer les fâcheux résultats de cette conduite imprudente, occupons-nous d'abord des priseurs :

Qui de vous n'a remarqué cette tuméfaction de la membrane muqueuse qui tapisse l'intérieur de leurs narines ? L'air expiré des poumons ne pouvant s'échapper facilement, les priseurs sont obligés de dormir en ronflant et la bouche ouverte. Qu'arrive-t-il de ce fait, qui déjà n'est plus un état normal ? C'est le dessèchement de la muqueuse buccale pendant la nuit. Le priseur se réveille quelquefois presque suffoqué, le champ de la sortie et de la rentrée de l'air dans les poumons étant pour ainsi dire retréci de moitié ; s'il fait froid, l'air qui arrive dans la poitrine, à travers la bouche, n'ayant pu se réchauffer comme il le fait en passant par les narines, cet air dis-je, refroidit les dents, détermine des douleurs aiguës et au matin une sécheresse de la cavité buccale et pharyngienne qui en pousse un grand nombre à des libations matinales. Ces libations sont une mauvaise initiation au travail de la journée, elles portent le trouble dans le cerveau, dégoutent l'ouvrier de ses occupations et sont le point de départ d'une foule de désordres dans vos ménages ; de plus, cette irritation chronique de la muqueuse pituitaire, se continuant par des rapports intimes de voisinage avec la membrane qui tapisse l'œil, il en résulte des ophthalmies plus ou moins intenses qui, jointes à d'autres influences nuisibles, détermine la formation des cataractes ; en effet, l'ophthalmie a été considérée, par tous les auteurs spéciaux, comme la cause la plus fréquente de la cataracte.

Quant au fumeur, il détermine une irritation chronique de la muqueuse buccale qui se propage au globe de l'œil et y produit le plus souvent l'amaurose ou perte de la vue par un anéantissement graduel de la sensibilité du nerf optique !...

Mais après cette disgression, je reviens au nommé X*** que je n'aurais pu quitter, si longtemps, sans la permission que vous m'avez donnée, dans mes précédentes lettres. Sous cette haute température, ce n'est pas un mal de ne pas toujours suivre la même voie, comme dans les traités dogmatiques, une excursion, à droite ou à gauche, tout en se rattachant au principal sujet, a le privilége de soulager l'attention, en variant un peu ses points de vue.

Le 14 novembre, tout ayant été disposé et le *patient* et le *logis*, je pratique l'opération de la cataracte à l'œil gauche, par un procédé d'abaissement que j'ai communiqué à la société médicale de Clermont-Ferrand, dans sa séance de mars 1870.

Le résultat fut des plus heureux. Le nommé X*** put voir tous les objets au bout de huit jours et je peux affirmer que cette opération délicate ne fut suivie, ni de douleur locale, ni de fièvre. Au deuxième mois, qui suivit ce succès, je fis porter à l'opéré des verres uni-convexes, et la vision fut si bien rétablie à l'œil gauche, qu'il pouvait déchiffrer les lettres gravées sur une pièce d'argent de 50 centimes.

Enchanté de son nouvel état, le nommé X*** désira être opéré de l'œil droit, il vint me consulter, insista vivement et parvint a obtenir mon consentement à une deuxième opération de cataracte.

Je l'opérai l'année suivante au mois de novembre, après avoir pris les mêmes précautions ; et cette fois l'opération eut eu le même succès que la première, si ma recommandation de ne pas priser eut été suivie avec la même exactitude. Mais quelle ne fut pas ma surprise, lorsqu'à la levée du premier appareil, je découvris un œil injecté et trouble. Tout de suite je m'enquis de la tabatière et je ne tardai pas à la découvrir, à demi pleine de tabac, sous l'oreiller du nommé X***

Interrogé sur les motifs de cette infraction à mes ordres, X*** me répondit qu'il s'ennuyait trop et qu'il s'était fait délivrer une tabatière et du tabac par un voisin complaisant, à l'insu de sa femme.

Je n'eus pas beaucoup de peine à lui démontrer combien il avait été imprudent en se livrant immédiatement après l'opération à cette funeste habitude. Il en gémit et dut s'estimer heureux de jouir de l'œil droit, dont la privation du tabac avait favorisé le retour à ses fonctions normales.

J'espère, mes amis, que l'exemple du nommé X*** ne sera pas perdu pour vous et que ce souvenir contribuera à mettre des bornes à l'envahissement du tabac.

N'oubliez pas qu'en vous privant de cette substance vous avez beaucoup de chances d'éviter l'amaurose et la cataracte que votre profession tendrait à produire, par l'influence continue du feu sur le globe de l'œil, et le choc fréquent des parcelles incandescentes sur cet organe délicat.

Au revoir, mes amis, nous continuerons dans la prochaine lettre l'examen des autres maux auxquels vous assujettit votre profession.

DOUXIÈME LETTRE.
(3 août 1873)

—

AUX FORGERONS.

Défaut de symétrie du corps chez les forgerons.—Lésions du biceps, du deltoïde.—Lésions de la main.

—

Mes Amis,

Nous consacrerons cette lettre à l'examen des lésions atteignant le membre qui agit le plus énergiquement pendant votre travail, je veux parler du bras droit. Et d'abord, je vous soumettrai une remarque sur la symétrie du corps humain qu'on ne remontre presque jamais chez les forgerons. Habitués à soulever un marteau de 3 à 4 kilogrammes environ et à frapper plus ou moins fortement sur le métal qui doit être forgé, le bras droit et l'épaule droite acquièrent plus de volume et donnent le plus souvent au buste du forgeron une prédominance du côté droit sur le gauche.

Peut-on éviter ce manque de symétrie? et quand il est arrivé, peut-on le neutraliser? Voilà deux questions auxquelles je vais m'empresser de répondre.

Avant d'aller plus loin, je crois utile d'adresser aux artisans de la ville et de la campagne un reproche qu'ils méritent généralement. Si leurs enfants sont porteurs d'une difformité soit congénitale soit acquise, il est excessivement rare qu'ils veuillent bien s'en préoccuper. J'ai rencontré quelquefois des enfants atteints de clandication curable; si je prévenais les parents qu'il serait possible de corriger cet état de choses, ils me répondaient nonchalamment : mon

Dieu, cette difformité ne lui empêchera pas de gagner sa vie, laissons le tranquille, il n'en sera pas plus malheureux en s'usant comme Dieu a voulu le conformer.

Mais, mon ami, qui vous a affirmé que c'est Dieu qui l'a rendu difforme? Qui vous a dit que vous devez vous croiser les bras et ne rien faire pour rapprocher les membres de votre enfant de l'état normal? Votre indifférence ne me prouve qu'une chose c'est que vous ignorez tout le bien qu'on peut tirer de l'arsenal de la science moderne. Agissez, agissez, ne restez pas engourdis! Persister dans votre apathie serait une preuve que vous n'êtes pas de bons parents.

Malgré ces avertissements, j'en ai vu plusieurs rester dans leur torpeur coupable. Ils ne se doutent pas des inconvénients nombreux que rencontre dans le monde le pauvre enfant dont l'organisation s'éloigne du type normal. Il faut pour s'en rendre compte observer les récréations des enfants, — « *Cet âge est sans pitié* a dit Lafontaine » et l'on découvre bien toute la vérité de cette sentence, quand on voit les mauvais traitements auxquels sont exposés les malheureux dont l'organisation présente quelques défectuosités. Assaillis de tous côtés par les insultes ou les coups de leurs camarades, ils entrent dans la vie, comme dans une arène, où chaque pas est signalé par un combat et souvent par des meurtrissures. A mesure qu'ils avancent en âge, n'allez pas croire que leur position s'améliore. Les traits qu'ils reçoivent pour être peu bruyants n'en sont pas moins acérés et plus d'une fois leur carrière a été entravée par une lésion qui eût pu être supprimée pendant leur enfance.

Je fais donc appel, en ce moment, à vos sentiments, je ne dis pas d'affection paternelle, mais seulement d'humanité, pour rendre à vos enfants les formes normales dont la naissance ou la maladie les aurait privés. La gymnastique et les conquêtes modernes de l'orthopédie, ont éclairé d'un jour inattendu une foule de questions réputées insolubles et permis d'attendre des guérisons, dans des cas ou le mot *incurable* avait naguère été prononcé,

Mais, me direz vous, nous ne voyons pas jusqu'à présent, ce que les adultes forgerons à taille déviée, à épaule droite proéminente peuvent trouver d'immédiatement applicable dans vos conseils hygiéniques. — Eh bien, mes amis, le voici : pour les difformités du corps, comme pour les habitudes vicieuses, j'espère obtenir très peu de bons résultats de la part des *adultes* et surtout des *hommes faits*. Le pli est pris, comme on le dit vulgairement.

Mais en plaidant la cause des enfants actuels, en appelant votre sollicitude sur ces êtres délicats qu'on peut comparer à des arbrisseaux, j'ai l'espoir que vous profiterez de mes conseils en leur faveur, et cette pépinière améliorée donnera le jour à une génération plus belle, plus vigoureuse. Car vous avez souvent constaté la puissance de l'hérédité, en voyant autour de vous des enfants qui non-seulement reproduisent les formes et les traits de leur père, mais encore sont atteints des mêmes *tics*.

Arrivons maintenant aux lésions du membre supérieur droit.

Sans prétendre vous faire un cours d'anatomie et de physiologie, nous vous dirons cependant un mot strictement nécessaire sur les muscles qui lèvent le marteau et se fatiguent le plus. Ce sont 1° le *deltoïde*; 2° le *biceps*.

Le premier qui constitue le moignon de l'épaule est un muscle très-charnu et triangulaire. Il semble qu'il doive produire de grands effets et cependant quand on l'examine au point de vue de la théorie des leviers, on reconnaît qu'il est parallèle au bras dans tous les *temps* possibles de son *action*.

« Voilà pourquoi le mouvement du » bras est si peu énergique, dit Cru- » veilher, et pourquoi une lassitude » considérable accompagne constam- » ment la contraction du deltoïde.»

J'ai vu plusieurs fois le *deltoïde* épuisé par des travaux pénibles, arriver à la paralysie, aussi je vous recommande de ne pas le surmener, si vous voulez qu'il vous rende de bons services, jusqu'à la fin de vos jours.

Le *biceps* qui fait à la région antérieure du bras une très-forte saillie, chez les boulangers, est un muscle qui joue un grand rôle dans les mouvements du membre supérieur. Comme il est maintenu à sa partie supérieure dans une longue gouttière fibreuse, presqu'inextensible, il arrive souvent qu'à la suite de fatigues excessives, le tendon contenu dans ce canal, devenant plus volumineux qu'à l'état normal, s'y meut, avec peine et fait entendre un craquement significatif ; dès que ce signe paraît, je conseille aux ouvriers de prendre du repos, s'ils ne veulent que le membre supérieur soit atteint d'une impossibilité complète de se mouvoir accompagnée d'une vive douleur.

Je donne le même conseil pour le craquement pénible produit par les muscles fléchisseurs de la main.

Nous voici arrivés aux lésions de cette portion du membre chargée de tenir le manche du marteau, nous y trouvous : 1° les gerçures et crevasses ; 2° le développement excessif de l'épiderme formant une espèce de corne qui comprime les nerfs sous-jacents ; 3° la rétraction des doigts par suite de l'inflammation chronique de l'aponévrose palmaire.

Il n'entre pas dans notre cadre de signaler ici les traitements propres à ces lésions, nous nous bornerons à conseiller aux artisans qui y sont exposés de les prévenir par une meilleure distribution des heures de travail et de repos, et de ne pas négliger les *manuluves* conseillés par les médecins.

Au revoir, mes amis.

A ma prochaine lettre, les conseils hygiéniques concernant les trempeurs et les plaqueurs.

TREIZIÈME LETTRE.

(24 septembre 1873)

—

Aux Trempeurs et aux Plaqueurs

—

Moyens de calmer la soif, d'éviter les rhumatismes, les ophthalmies. — Modification des pinces. — Ventilation des ateliers.

—

Mes Amis,

Toutes les fois qu'un ouvrier se présente à ma consultation, se plaignant des inconvénients qui proviennent de l'exercice de son métier, j'ai pitié de lui pour deux motifs :

Premièrement pour le mal dont il souffre ; en second lieu pour l'asservissement à la routine que la plupart subissent avec inertie.

Je ne peux comprendre qu'en plein 19ᵉ siècle, alors que la science effectue tous les jours de si notables progrès, les esprits des artisans ne sortent pas de leur engourdissement, pour chercher les moyens d'échapper aux attaques que leur profession ou leur régime font éprouver à leur santé, ce capital si précieux, dont on n'estime bien la valeur qu'après l'avoir perdu.

Je causais un jour avec un de ces ouvriers qui décrivant son procédé pour tremper, affirmait que ce travail doit s'accomplir dans telle et telle condition, et qu'il ne peut y être apporté aucune modification utile. Alors, pour triompher de ses préjugés je lui citai l'exemple de Jacquard.

Avant ce mécanicien célèbre qui a révolutionné l'industrie du tissage, en simplifiant les machines, le tisserand avait pour travailler besoin de *compagnons servants* ; de plus son industrie était insalubre. Grâce au *métier à la Jacquard*, le tisserand s'est trouvé affranchi d'une main-d'œuvre coûteuse, et cette invention que d'autres ont perfectionnée depuis, s'est répandue dans toutes les villes manufacturières de l'Europe et a fait baisser notablement les prix de tous les tissus. Quel service cet ouvrier célèbre n'a-t-il pas rendu à l'humanité, en mettant à la portée de toutes les fortunes des vêtements propres et élégants ! — Il a fait accomplir un pas immense à l'hygiène, en permettant aux familles pauvres de changer souvent de linge, ce qui naguère n'était accessible qu'aux gens riches.

Eh bien, mon ami, que répondez-vous ? Si Jacquard eut de son vivant, trouvé que tout est bien, dans le meilleur des mondes possibles, il eut continué à se servir des vieux procédés et des *compagnons-servants*, et vous ne seriez pas actuellement dans la possibilité de donner à votre famille du linge et des vêtements, à bon marché.

Il en est de même de votre métier, ce qu'il a d'insalubre, n'est pas au-dessus des ressources de la science contemporaine et je me propose de traiter cette question dans cette lettre.

Ne vous attendez pas à ce que je m'occupe ici des meilleurs procédés pour la trempe des articles qui se fabriquent à Thiers. C'est le côté industriel qui concerne d'une manière spéciale les fabricants et les ouvriers. Je prendrai votre profession telle que vous l'exercez actuellement ; j'en examinerai les inconvénients et m'efforcerai de vous donner quelques conseils hygiéniques.

Tous les états, comme vous avez pu le constater, sont comparables à une médaille qui a son bon côté et son revers ; il est utile que l'ouvrier, sans prendre de dégoût pour son métier, en connaisse le côté nuisible, et ne cesse de l'améliorer, dans la mesure de ses forces.

Nous commencerons par le métier du trempeur.

Pour tremper les lames des couteaux, ciseaux et rasoirs, l'ouvrier les fait chauffer sur des barres de fer, les saisit avec des pinces en fer et les trempe, soit dans l'eau, soit dans un vase contenant de l'huile de lin ou autre.

Les inconvénients de cet état, sont 1° la station debout sur laquelle je vous ai déjà donné des conseils ; 2° le voisinage du fourneau d'où rayonne sans cesse une grande quantité de calorique, ce qui met l'ouvrier en une sueur continuelle ; 3° les émana-

tions de vapeurs d'eau ou d'huile qui se répandent dans l'atelier et pénètrent les membranes muqueuses de l'œil, du nez et des bronches ; 4° les secousses imprimées aux nerfs de la main armée des pinces avec lesquelles on enfonce les lames dans le liquide destiné à la trempe ; 5° l'action sur l'œil des émanations sulfureuses.

Comme dans ma 10e lettre, j'ai énuméré les inconvénients des métiers qui forcent l'ouvrier à travailler debout, je vous y renverrai, pour les conseils que je donne à ce sujet.

Le deuxième inconvénient tient au calorique dans lequel vit l'ouvrier à côté du fourneau toujours en ignition et des vases d'où se dégagent à chaque instant des vapeurs d'huile ou d'eau. Le travail dans une atmosphère chaude active la circulation et les fonctions de la peau, de manière à déterminer, le plus souvent, des sueurs continuelles et abondantes. Or quels sont les besoins impérieux qui naissent de ces états? Ce sont : 1° une soif plus ou moins vive ; 2° le désir de tempérer, par un air frais, la chaleur dont on est obsédé.

La soif causée par le voisinage d'un foyer d'où le calorique émane, pendant toute la journée, est un véritable malaise, quand il se joint à cet état du corps, une notable déperdition de force par le travail et par la sueur, et l'ouvrier qui en souffre n'a qu'une pensée, c'est de se soulager le plus tôt possible.

J'ouvre ici une parenthèse pour vous soumettre une réflexion importante sur les habitudes nuisibles et le despotisme qu'elles exercent sur la volonté de l'homme.

L'enfant qui atteint sa douzième année sans avoir fait choix d'une profession, voit tous les jours fumer son père et les gens adultes qui se donnent un air viril, en parcourant les rues avec des pipes ou des cigares à la bouche. Alors, jaloux d'arriver au rang *d'homme* il s'exerce à fumer, ne se doutant pas qu'au lieu de conquérir un surcroît de force et de virilité, il va courber le front sous le joug d'une habitude nuisible. S'il prend l'état de trempeur, n'allez pas croire que pendant les heures de son travail, il s'abstiendra de fumer. Loin de là, il tiendra entre ses dents une pipe à tuyau court, et le besoin qu'il s'est créé est devenu tellement impérieux, que j'en ai vu plusieurs ne pas la quitter pour parler. Leur prononciation devient gutturale et leur physionomie acquiert une expression sardonique dont l'agrément est fort contestable.

Je vous demande si cette pipe brûlant près des lèvres est un excellent moyen de calmer la soif et si la salive dont plusieurs éprouvent une grande déperdition n'est d'aucune utilité dans l'économie.

Je répondrai à ces questions, en citant des faits déplorables. — J'ai vu et soigné des ouvriers trempeurs livrés aux habitudes nuisibles que je signale, soulager leur soif et leur chaleur par des libations copieuses de vin et succomber à une maladie très-grave du cerveau, après avoir causé le désespoir de leurs proches, contre lesquels ils éprouvaient des emportements de bête féroce.

Quel est donc le moyen le plus simple et le plus hygiénique de calmer la soif? C'est de modifier autant que possible le fourneau de sorte que le calorique agisse loin du trempeur et qu'une disposition spéciale enlève de la proximité de ses voies respiratoires, les vapeurs chaudes d'eau ou ou d'huile. Quelques tasses de café mélangé à l'eau, en parties égales, constituent une excellente boisson qui stimule les forces et ne congestionne pas le cerveau. Pour éviter de boire souvent, l'ouvrier trempeur, au lieu de fumer ou de chiquer, fera bien de mâcher quelques feuilles de *gentiane*, qu'on a nommée, à juste titre, le quinquina des pauvres, ou des feuilles de *pampre vert* qui entretiendront dans la bouche une agréable fraicheur. Quant au vin, je ne le proscris pas, seulement je recommande d'en boire modérément, pendant les repas, et de choisir de préférence, ceux de la localité qu'on saura être purs et de bonne qualité; — il vaut mieux en prendre moins, pourvu qu'il soit naturel et exempt de tout mélange nuisible.

Une précaution que je recommande et qui se trouve en rapport avec les notions les plus modernes sur l'analogie étroite qui unit les *impondérables*, c'est de ne pas tenir les pinces avec des extrémités en fer, mais bien de recouvrir ces extrémités avec un manche en bois qui sera pour les nerfs de la main une espèce d'isoloir. — Touchez une machine électrique, au moment ou les deux pôles sont mis en rapport, et vous éprouverez dès que jaillit en crépitant l'étincelle électrique, un choc qui ébranlera le membre supérieur et se répandra jusque dans la poitrine. — Si un ouvrier exposait tous les jours sa main à un contact semblable, pensez-vous qu'il put le faire impunément? Non, mes amis, la sensibilité tactile pourrait bien se blaser à la longue, mais ces excitations continuelles ne tarderaient pas à amoindrir et à détruire plus tard les fonctions de cet organe, il surviendrait un commencement de paralysie débutant par l'instabilité musculaire et dégénérant peu à peu en une insensibilité complète.

Dans le travail du trempeur, la pince saisit au foyer des lames incandescentes qui sont plongées dans l'eau froide; du dégagement subit du calorique de la lame, dans l'eau ou dans l'huile, résulte un choc accompagné d'une crépitation caractéristique produite par le retrait de molécules de l'acier et l'expansion subite des molécules de l'eau. Ce choc imprime un frémissement particulier aux nerfs de la main, frémissement qui se communique à la poitrine. — Or, la répétition de cette sensation brusque, n'existe pas, sans user le capital de sensibilité de ces nerfs et je pense qu'un manche servant d'isoloir à la main est une précaution utile dont les conséquences avantageuses se feront sentir aux membres supérieurs et aux muscles inspirateurs et expirateurs de la poitrine.

Un autre effet de la trempe, c'est de dégager des vapeurs d'eau chaude ou d'huile qui pénètrent dans les voies respiratoires, pendant les heures de ce travail, — or, qu'advient-il de ce fait ? Si les voies respiratoires ne sont parcourues que par la vapeur d'eau chaude, il en résulte pour ces membranes, un affaiblissement notable et une disposition aux bronchites, sous l'influence des vents froids et humides, comme le vent d'ouest qui règne fréquemment dans la vallée de la Durolle.

Si ces mêmes voies respiratoires sont exposées à absorber des vapeurs d'huile, elle éprouveront les inconvénients propres à la vapeur d'eau et de plus, une grande quantité de molécules de carbone non brûlé seront introduites avec l'air inspiré et se fixeront dans les ramifications les plus ténues de l'arbre respiratoire qui en seront obstruées; — alors se développeront des dispositions à l'asthme, au catarrhe pulmonnaire, à l'oppression ; et l'expérience m'a démontré que sous l'influence des vomitifs, administrés dans le cours de ces maladies, plusieurs sujets ont expectoré des crachats noirâtres dans lesquels abondaient des molécules charbonneuses. Ces considérations posées sur les effets de l'action de tremper, qui n'aperçoit tout de suite combien il devient urgent de soustraire les voies respiratoires à l'influence des vapeurs d'eau et d'huile. Poser le problème, c'est le résoudre, et tout homme actif et intelligent doit immédiatement disposer son atelier de manière à ce que le calorique et les vapeurs soient entraînées hors du champ respiratoire de l'artisan.

Je le répète ici et je tiens à ce que vous preniez note de mes paroles. Il n'est, pour ainsi dire, aucun inconvénient attaché à une profession qui, grâce à des recherches persévérantes ne puisse être, si non éliminé complètement, du moins notablement atténué. — *Aide-toi, Dieu t'aidera*, est la maxime qu'il faudrait inscrire, en lettres d'acier bien trempé, aux portes de tous les ateliers, afin d'arracher les artisans non-seulement aux influences nuisibles de leur état, mais encore à celles qui proviennent de leurs habitudes nuisibles. Quant aux inconvénients qui proviennent du séjour dans un atelier très-chaud, je vous préviens que vous pourrez les atténuer beaucoup, en évitant d'exposer votre corps à des courants d'air frais ; n'oubliez jamais que le rhumatisme est endémique dans la ville de Thiers, et ne sortez des ateliers très-chauds, qu'après avoir enveloppé votre buste de vêtements de laine, et regagné rapidement votre logis sans séjourner dans les rues. Vous me trouverez peut-être un peu minutieux dans mes conseils, mais vous n'ignorez pas que les causes les plus légères en apparence surajoutées à celles qui rendent votre profession insalubre, sont comparables plus d'une fois à la goutte d'eau qui fait déborder un vase déjà plein. Et puis, n'est-il pas bon de prendre toutes les précautions propres à assurer le maintien de votre main-d'œuvre dans les circonstances difficiles que nous traversons ?

Nous ne terminerons pas cette lettre sans vous parler des ophthalmies fréquentes chez les ouvriers trempeurs. La vue continuelle d'un foyer en ignition et du fer incandescent sont les causes de cette affection. Nous y joindrons les émanations de molécules sulfureuses qui s'échappent vivement du fer rouge et vont frapper le globe de l'œil, comme il arrive quand on allume, par le frottement, une allumette phosphorique. L'opération de l'*affinage* qu'on fait subir au fer n'est jamais assez complète pour le séparer de toutes les molécules étrangères qui sont combinées avec ce métal. Le soufre et l'arsenic sont des substances avec lesquelles on le trouve souvent uni d'une manière intime, et la purification laissant toujours à désirer, l'ouvrier trempeur est exposé à recevoir à la surface de l'œil quelques molécules de ces matières en ignition.

Afin d'obvier aux inconvénients qui pourraient en résulter, pour l'or-gane de la vision, nous vous recommanderons l'emploi d'un moyen qui est sous votre main et ne vous causera aucun frais ; je veux parler de l'eau qui a servi à tremper l'acier. Quelques moments de repos et des lotions faites, sur les yeux, avec cette eau astringente passée à travers un linge, fortifieront la vue et en éloigneront la *chassie*.

Au revoir, mes amis.

QUATORZIÈME LETTRE.
(28 septembre 1873)

AUX PLAQUEURS

Sel ammoniac. — Plomb. — Etain.

MES AMIS,

Vous connaissez tous de quelle manière l'ouvrier plaqueur fait adhérer la *mitre* à la *soie* du couteau, ainsi que la disposition de l'atelier où se pratique ce genre de travail.

Il serait superflu de vous énumérer les substances dont on se sert pour plaquer, vous les employez tous les jours. Mais ce qui ne sera pas ici hors de propos, ce sera de vous donner une notion exacte de ces substances envisagées au point de vue hygiénique. Nous allons donc les passer en revue.

1° Le *sel ammoniac* (chlorhydrate d'ammoniaque) provient de la combinaison de l'acide chlorhydrique avec l'ammoniaque. L'urine de l'homme, la fiente des chameaux et de quelques autres animaux contiennent du sel ammoniac. Dans les environs des volcans et dans quelques lacs on le rencontre aussi, il est de couleur blanche, d'une saveur piquante et âcre, d'un aspect analogue à celui du camphre, susceptible d'être *sublimé* sous formes de vapeurs blanches.

Les premiers effets du ch'orhydrate d'ammoniaque ingéré dans l'estomac sont ceux d'une irritation locale auxquels succèdent bientôt des troubles nerveux graves, tels que : l'affaiblissement musculaire, la lenteur de la respiration, de violents battements de cœur, des convulsions tétaniques phénomènes qui, comme le remarque fort bien M. Orfila, ne peuvent pas dépendre seulement de la lésion de l'estomac.

L'eau vinaigrée est, suivant l'illustre toxicologue que nous venons de citer, le meilleur moyen à opposer aux empoisonnements par l'ammoniaque et par les sels ammoniacaux. — Il conseille d'agir sans le moindre retard, afin de triompher des symptômes nerveux et de ceux qui caractérisent les inflammations des organes contenus dans le bas ventre. Vous n'oublierez pas ce précepte pendant l'exercice de votre métier, et vous vous tiendrez sur vos gardes, en maniant cette substance qui est un poison violent. Vous éviterez surtout de laisser séjourner les enfants dans vos ateliers de plaqueur, leur frêle organisation ne pouvant qu'éprouver une influence nuisible, des émanations gazeuses qu'on y respire ;

2° Le *plomb*. — La connaissance de ce métal date des premiers siècles, Moïse en fait plusieurs fois mention.

Comme il a été souvent employé dans l'industrie, les ouvriers qui en ont préparé et broyé les sels, ou respiré les vapeurs chaudes, ont été fréquemment atteints de ce qu'on est convenu d'appeler *empoisonnement saturnin ou colique de plomb*. J'ai

observé cette intoxication et les résultats qu'elle entraîne. C'est du côté des voies digestives une constipation opiniâtre, quelquefois des vomissements avec agitation et anxiété extrême. La face offre un aspect tout particulier, il y a quelque chose de caractéristique dans cette altération profonde des traits qui accompagne l'exaspération de la *colique de plomb*.

Du côté du système nerveux, j'ai constaté des douleurs vives dans les membres, sans tension, ni gonflement continus, douleurs devenant plus vives par accès, comme la *colique de plomb*, diminuant comme elle, par la pression, s'augmentant par les mouvements. J'ai vu cette intoxication entraîner la perte des mouvements volontaires des muscles extenseurs ou bien l'abolition des mouvements. Un de mes clients obligé de renoncer à ce métier, avait les deux mains fléchies, sans pouvoir ni les étendre, ni les élever au niveau de la tête, et forcé de travailler pour vivre, il s'était mis à *limer*, en tenant son instrument avec des doigts fléchis involontairement, et faisant mouvoir le membre supérieur le long de sa poitrine ;

3° *L'étain* qui est employé avec le *plomb*, afin d'obtenir une adhésion plus solide de la *mitre* ne paraît pas vénéneux par lui-même attendu que son innocuité est attestée par les vases et ustensiles dont ce métal forme toute la substance. C'est à ses composés qu'il faut attribuer les accidents que l'on a observé après l'ingestion de certaines matières qui avaient séjourné plus ou moins longtemps dans des vases *d'étain*. Parmi ces composés nous mettons à leur tête le *chlorhydrate d'étain* que M. Orfila a classé parmi les *poisons irritants*, après avoir fait quelques expériences sur les animaux et recueilli quelques observations relatives à l'homme. Dans la marmite du *plaqueur* l'étain est combiné avec le plomb et peut, grâce au *sel ammoniac*, acquérir des propriétés dangereuses.

L'examen des substances employées par le plaqueur nous ayant démontré qu'elles peuvent être nuisibles, le problème hygiénique à résoudre consiste à donner à l'atelier une disposition propre à éloigner des voies respiratoires les vapeurs chaudes qui se forment au moment du placage. Comme dans ma lettre aux trempeurs, je conseillerai à l'ouvrier plaqueur d'isoler sa main le plus possible, en entourant d'un manche en bois l'extrémité des pinces dont il se sert pour plonger les pièces en fer dans la marmite où chauffent le *plomb* et *l'étain*.

Je ne m'étendrai pas ici sur ce précepte dont l'observation est nécessaire dans le travail qui nous occupe.

J'ai aussi une recommandation importante à faire à l'ouvrier plaqueur, c'est de ne jamais travailler à jeun. Quand l'estomac est vide, l'absorption des vapeurs nuisibles s'opère avec une grande énergie, et des observations nombreuses prouvent qu'après un repas copieux, plusieurs sujets ont pu ingérer impunément des liquides qui ont été mortels pour des convives à jeun.

Au revoir, mes amis.

Ma prochaine lettre sera adressée aux fabricants de manches.

Aux Fabricants de Manches pour Couteaux et Rasoirs.

Dangers des poussiéres pendant le sciage des manches.—Moyens de les prévenir.

MES AMIS,

Comme tous les goûts sont dans la nature, la fabrique de Thiers produit les articles les plus variés. Les manches des couteaux et des rasoirs brillent surtout par leur étonnante diversité. Les uns se recommandent par leur force, les autres par leur élégance. Le fabricant les emprunte aux trois règnes de la nature et met à contribution, pour s'approvisionner, toutes les parties du monde connu.

A la gare de Thiers arrivent pour les besoins de votre industrie :

1° Les métaux les plus simples et les plus précieux ;

2° La nacre de l'Inde, de Ceylan et du Japon, servant d'intermédiaire entre le règne minéral et le règne animal. Cette substance résulte d'une disposition particulière des molécules calcaires qui sécrètent le collier et le bord du manteau de certains mollusques. Elle doit son éclat à de petites couches d'air excessivement minces enfermées entre les couches calcaires et transparentes qui reflètent des nuances de pourpre et d'azur. On distingue dans le commerce la *nacre franche*, la *nacre blanche* et la *nacre noire*. *L'oreille de mer* ou *haliotide* qui se trouve dans toutes les mers, la *burgaudine* qui vient des Antilles, sont les mollusques les plus estimés.

Rien n'égale la beauté des manches de nacre et les instruments qui en sont ornés sont de véritables bijoux.

3° *L'ivoire*, substance recherchée pour les ouvrages de tabletterie provient des défenses de l'éléphant. La blancheur et le poli que peut acquérir cette matière lui donnent une grande valeur, il nous en vient beaucoup du cap de Bonne-Espérance et de la Haute-Égypte,

L'écaille que procure la carapace de la tortue est une substance qui tient beaucoup de la corne par sa composition. Mais elle est supérieure à la corne, même la plus belle, par la densité du grain, le poli qu'on lui donne et la translucidité incomparable des intervalles non colorés qu'on observe çà et là à sa surface. Il nous en vient beaucoup de Grèce et d'Afrique.

4° Les *fanons de baleine*, cet organe de consistance cornée remplace les dents à la machoire supérieure de l'énorme cétacée qui nous les fournit ; de sorte que notre fabrique de coutellerie met en campagne pour ses besoins des hommes qui se font un métier de mettre à mort le colosse de la terre (éléphant), le colosse des mers (baleine). Ces fanons servent surtout à faire les manches de rasoirs.

5° La *corne des ruminants*. L'industrie du fabricant de coutellerie utilise pour ses manches, les cornes de bœufs, vaches et bufles. Ce dernier animal habitant le cap de Bonne-Espérance est celui dont les cornes longues et volumineuses offrent la structure la plus belle et les nuances ondulées les plus agréables à la vue.

6° Les *os* des animaux sont employés, sur une grande échelle pour la fabrication des manches.

A ce propos nous indiquerons ici la composition chimique des os du bœuf. Suivant Fourcroy et Vauquelin, ils sont composés, sur 100 parties, d'environ 50 de tissu cellulaire, 37 de phosphate de chaux, 10 de carbonate de chaux, 1/3 de phosphate de magnésie, quelques traces d'alumine de silice, d'oxyde de fer et d'oxyde de manganèse.

Les os de la plupart des animaux adultes ont à peu près la même composition, et cette analyse peut aussi s'appliquer aux cornes qui en diffèrent par une proportion plus grande de matière organique. Comme on le voit, les substances dont nous parlons, dents, cornes et os renferment à peu près la moitié de matières inorganiques ou minérales, à la tête desquelles on peut placer le phosphate de chaux.

Je vous engage à ne pas oublier ces proportions quand je vous parlerai des inconvénients pour la santé, de l'absorption des poussières qui se produisent au moment de la fabrication des manches.

Je ne terminerai pas cet article sans citer la corne de cerf parmi les substances employées à fabriquer des couteaux de luxe, et j'ajouterai qu'elle offre à peu près, sauf une plus grande proportion de phosphate de chaux, la même composition que la corne du bœuf.

Passons maintenant au règne végétal.

L'art du coutelier emploie un grand nombre de bois. depuis l'ébène, le bois de fer, l'acajou et le pallissandre jusqu'à l'alizier et le buis. Les manches en bois qui naguère étaient tous sciés par une scie à main que l'ouvrier faisait mouvoir étant debout, sont maintenant préparés au moyen d'une scie circulaire contre laquelle est poussée la pièce de bois qu'on veut diviser en manches.

Pendant l'opération du sciage des manches, la poussière qui se produit forme un nuage épais autour de l'ouvrier et les molécules les plus fines pénètrent dans les voies respiratoires, où, elles produisent, soit une irritation pouvant aller jusqu'au crachement du sang, soit une obstruction tendant à rétrécir le champ de la respiration, et à déterminer l'oppression et même des tubercules pulmonaires.

Aux ouvriers qui scient les manches, je conseille de disposer leur atelier de manière à ce qu'une ventilation bien entendue fasse tourbillonner la poussière loin de leurs têtes, et de se gargariser souvent avec une décoction de feuilles de ronces mêlée à du miel ou même avec de l'eau salée, afin de débarrasser la bouche et l'arrière-bouche des molécules plus ou moins ténues qui se fixent au mucus de ces cavités, et peuvent entrer en glissant dans les profondeurs des bronches. Si ces ouvriers en marchant éprouvent un commencement d'oppression, rien ne leur sera plus utile qu'un vomitif, augmentant la secrétion des mucosités et procurant aux voies respiratoires une secousse utile pour les débarasser de tous les corps étrangers qui pourraient les obstruer.

Cette séance du *vomitif* pourrait avantageusement s'effectuer le lundi, jour ordinairement consacré à un repos complémentaire qui n'est pas toujours sans inconvénients.

Passons maintenant au travail des ouvriers qui imitent l'écaille.

L'emploi de l'acide nitrique sur des manches de corne qu'on veut *écailler* constitue le danger de cette profession. L'acide en question, connu vulgairement sous le nom d'*eau forte* et dont le vrai nom est celui d'acide azotique, constitue un poison des plus violents. Son action se reconnaît à la couleur jaune des tissus, à la corrosion ou du moins à la vive inflammation des membranes de l'estomac et des intestins.

Je recommande aux ouvriers qui remuent les manches de corne dans cet acide d'opérer en plein air, de manière à ce que le vent enlève de leur personne, les émanations de l'acide en question, ou de ventiler leur atelier afin d'atteindre le même but. La *magnésie calcinée* et délayée dans une grande quantité d'eau est le moyen le plus utile pour prévenir et pour combattre les accidents produits par l'absorption des vapeurs de l'acide azotique. Dans un cas de colique violente due aux émanations de cet acide, j'ai obtenu le meilleur résultat de la glace prise à l'intérieur.

Je ne veux pas terminer cette lettre sans dire un mot du travail consistant à imiter la *corne de cerf*, Les ouvriers qui s'en occupent, placent le manche en bois dans une matrice, et le compriment au moyen d'une presse qui lui donne les reliefs et les dépressions de la corne du cerf. Pour obtenir ce résultat, ils saisissent avec leurs mains, les bras de la presse qui sont ordinairement en fer et appuient sur ces bras avec une certaine force, jusqu'à ce qu'ils aient obtenu les empreintes artificielles. Or, j'ai eu à traiter un de mes clients, dont la main droite irritée par ces pressions énergiques contre des bras de fer, fut atteinte d'un abcès phlegmoneux des plus graves. Il resta trois mois malade et faillit être estropié.

Réfléchissant à cet accident qui avait eu pour cet ouvrier des suites si regrettables, je pensai qu'on pourrait le prévenir en entourant les bras de la presse d'un manche en bois dont le contact plus doux éviterait à la main la lésion que le fer peut lui occasionner. Vous n'avez qu'à examiner le manche du marteau des forgerons, et vous y verrez, après plusieurs jours de travail, l'empreinte du pouce qui a usé le bois en le comprimant. Dans le travail de l'ouvrier imitant la corne de cerf, comme dans celui des autres ouvriers qui se servent des presses, j'estime qu'il est avantageux d'éviter le contact du fer et d'y substituer celui d'un bois souple et doux. Je recommanderai aussi les lotions de la main avec une décoction d'écorce de chêne afin d'augmenter la force de résistance de la paume de la main et les onctions avec un corps gras, ainsi que le repos quand cet organe précieux trop fatigué commence à devenir dolent. On évitera de cette manière les abcès phlegmoneux et les suites déplorables qui en résultent.

Au revoir, mes amis.

Notre prochaine lettre sera adressée aux monteurs de couteaux.

SEIZIÈME LETTRE.

(12 octobre 1873)

—

Aux Monteurs de Couteaux

—

Mes Amis,

Le travail auquel vous vous livrez serait un des plus sains, si vos boutiques offraient toutes les conditions de salubrité que je vous désire; mais il n'en est rien, et ces lieux dans lesquels vous passez une grande partie de votre laborieuse existence méritent de fixer un moment votre attention.

La ville de Thiers étant bâtie sur le penchant anfractueux d'une colline, il résulte de cette situation que plusieurs boutiques sont en aval du granit altéré dont le sol est composé. Les rez-de-chaussées surmontent des caves ordinairement non voûtées, humides, d'où s'échappent des émanations d'air froid qui agit d'autant plus fâcheusement sur votre corps, que vous gardez plus longtemps une position sédentaire. Je veux vous citer deux faits remarquables tirés de ma clinique particulière afin que vous puissiez en tirer avec moi les conséquences pratiques qui en découlent naturellement.

1er FAIT. — C'était en décembre 1869, une femme de la banlieue de Thiers vint soumettre à ma consultation un enfant de 7 mois du sexe mâle qui dépérissait, à vue d'œil, depuis quinze jours. Elle me raconta que cet enfant bien organisé, avait jusqu'à l'époque de l'invasion de sa maladie joui d'une belle santé, que la première poussée de la dentition s'était effectuée sans malaise et que tout allait bien, quand elle avait vu survenir un dégoût prononcé pour le lait maternel et autres aliments, des vomissements continuels, après l'ingestion de quelques gorgées de lait, puis un assoupissement profond, d'où ce petit être ne sortait que pour crier et vomir. Je prescrivis quelques moyens utiles en pareil cas.

Le lendemain, la mère me fit appeler pour visiter son enfant, ma médication n'ayant produit aucun effet avantageux et l'état de l'enfant malade s'aggravant d'heure en heure.

J'arrive au domicile de ces gens, vers les cinq heures du soir environ, on m'introduit dans une pièce du rez-de-chaussée, nommée *la boutique* où le père de famille montait des couteaux, la pipe à la bouche, à la lueur d'une lampe fumeuse, dite *chc'et*, qui répandait une lumière blafarde provenant de la combustion incomplète de la moëlle de certains joncs imbibée de mauvaise huile. Cette *boutique* pouvait mesurer quatre mètres de long sur trois de large. Au milieu se trouvait un brasier où se préparait la soupe ; et le chien, compagnon fidèle du logis, après avoir rempli ses fonctions de gardien, vint s'accroupir à peu de distance de ce foyer d'ou s'échappait librement le gaz acide carbonique. Heureusement la porte offrait quelques fissures et le papier huilé de la fenêtre, crevé en certains points, laissait pénétrer un peu d'air extérieur du côté des volets. Dès que j'eus pénétré dans cette pièce, je me sentis mal à l'aise, et je fus obligé, pour y voir, de quitter mes conserves dont les verres étaient ternis par une vapeur épaisse.

Après quelques minutes de repos, je m'évertuai à reconnaître les objets et les personnes que contenait cette boutique enfumée. J'aperçus le pauvre enfant pour lequel j'avais été mandé, assoupi sur les genoux de sa mère qui était assise près du brasier et surveillait le sommeil ou plutôt l'engourdissement de son cher malade.

Bonsoir, me dit le mari, sans quitter le tuyau de la pipe qu'il tenait entre les dents, vous venez fort à propos, car notre petit va plus mal.

Après avoir prononcé ces paroles avec la *grimace caractéristique du fumeur accompli*, notre homme re-

prend haleine et par respect pour personne, il évite de lancer une f bouffée de tabac et attend ma répo

Mon ami, lui répondis-je, fu vous habituellement pendant v travail, et depuis combien de te votre enfant passe-t-il ses soi dans votre boutique ?

Mon Dieu, monsieur, c'est une bitude que j'ai depuis une dixa d'années, et voilà 15 jours env que ma femme vient avec mon en me tenir compagnie pendant les v lées.

M'adressant alors à la mère, je commandai de sortir immédiatem de ce réduit malsain et de ne plu rentrer avec son enfant. Je lui comprendre combien la fumée tabac était nuisible à l'organisat de son petit malade. Je prescr quelques légers stimulants et je retirai, après avoir recommandé me tenir au courant de la santé de pauvre enfant. Deux jours après c visite, je recevais des nouvelles cellentes, l'engourdissement a disparu peu à peu, le lait mater était digéré et lorsque je revis enfant après une huitaine de jours le trouvai tellement changé, et port d'une si belle mine que j'eus be coup de peine à le reconnaître.

Sans ma visite dans la boutique père, qu'auraient fait les médic ments ? L'empoisonnement par vapeurs du tabac et les émanations gaz acide carbonique auraient i manquablement conduit ce pauv petit être au tombeau.

Le père qui, sans s'en dout avait failli causer la mort de son fi s'est-il corrigé ? nullement. Peut-ê a-t-il fait de grands efforts sur l

ême; ils ont été infructueux. Seulement, quand il m'est arrivé de le rencontrer, j'ai pu constater qu'il avait
obtenu sur sa passion un grand triomphe; il m'a parlé sans tenir le tuyau
de sa pipe entre les dents.

2ᵐᵉ FAIT. — En 1871, je suis appelé
pour visiter un monteur de couteaux
de la commune de Thiers, c'était le
5 mars, je le trouve au lit, excessivement oppressé et tourmenté par
une fièvre continue. Il est d'une faiblesse extrême et ne veut prendre
aucun aliment.

Après l'avoir consulté, je constate
une grande gêne de respiration et je
prescris un vomitif pour le lendemain
matin.

Je le revois deux jours après, la
femme de cet ouvrier me montre une
cuvette pleine d'un liquide noir que
son mari avait vomi. Les crachats que
le malade peut exportorer sont composés de mucosités noires et gluantes.
Depuis les vomissements provoqués,
il existe moins de gêne dans la respiration, mais les forces vitales sont
déprimées et je suis obligé de recourir aux toniques. Cet ouvrier dont
l'état m'avait inspiré de grandes in-
quiétudes, expulsa de ses poumons
pendant trois semaines des mucosités
de moins en moins noires, il reprit
lentement ses forces et traversa une
convalescence des plus orageuses.

Désireux de m'éclairer sur les
causes de cette étrange maladie, je
examinai la boutique dans laquelle
il avait travaillé pendant l'hiver.
C'était une espèce de cabinet de 4
mètres de long sur 1 mètre 1/2 de
large, fermant très-bien et n'ayant à
l'intérieur aucune issue pour le renouvellement de l'air. Ce cabinet

était éclairé pendant les veillées qui
se prolongeaient souvent jusqu'à
minuit, par une lampe fumeuse sus-
pendue près de son établi par un fil
de fer. L'air incarcéré dans cette boutique tenait en suspension des milliers
de molécules charbonneuses que cet
ouvrier avait fait pénétrer dans les
ramifications de ses bronches, jusqu'au moment ou éclata la terrible
maladie qui faillit l'enlever à sa
famille.

Des deux faits qui précèdent, je
vais tirer quelques conséquences utiles, pour l'entretien de votre santé.

En premier lieu je vous parlerai du
local dans lequel vous travaillez pendant l'hiver.

L'on estime que le cube d'une
pièce, dans laquelle des hommes sont
réunis pour passer la nuit ou pour
séjourner, doit présenter au moins
14 mètres par homme.

C'est une règle qui est aujourd'hui
adoptée au ministère de la guerre
pour le casernement des troupes et
dans la plupart des grandes adminis-
trations.

Le comité d'hygiène publique indique ce chiffre, non comme règle absolue et invariable ; mais il pense qu'il
sera bon de le faire connaître aux
commissions, à titre de renseigne-
ment. Il n'y a aucun inconvénient à
donner un plus grand volume d'air,
mais on devrait considérer comme
étant placés dans des conditions très-
défavorables, les hommes qui se trou-
veraient logés dans une espace moindre, surtout si le renouvellement de
l'air ne pouvait pas s'effectuer fréquemment.

Quinze mètres cubes représentent
la capacité intérieure d'un cabinet qui
aurait trois mètres de longueur, deux

de largeur et deux mètres et demi de hauteur.

Il est bien évident que dans l'évaluation ci-dessus, il est nécessaire de retrancher tout l'espace qui pourrait être occupé par le lit ou par les meubles existant dans la pièce.

Il est bon de répéter encore que le cube d'air n'a rien d'absolu, que tout dépend de son renouvellement ; ainsi une pièce quelque grande qu'elle soit sera insuffisante si l'air ne s'y renouvelle pas, tandis qu'un petit cabinet pourra n'être point insalubre s'il est suffisamment ventilé !

A ce propos, je vous recommanderai pour que la ventilation soit utile, de ne pas établir des courants d'air trop rapides, pouvant causer un refroidissement préjudiciable à la santé.

Dans le premier cas soumis à vos réflexions qu'observons-nous ? Les conditions les plus défavorables, les plus anti-hygiéniques. L'espace est étroit, il est occupé par quatre organisations vivantes, et l'on y respire un air saturé d'acide carbonique et de fumée de tabac. Aussi voyons-nous la santé du nourrisson s'altérer visiblement dans ce milieu, et se rétablir, comme par enchantement, dès qu'il est soustrait à ces influences délétères.

La deuxième observation n'est pas moins intéressante. Nous y voyons deux adultes mariés, veillant jusqu'à minuit, dans un cabinet fort étroit, dont l'air ne se renouvellait guère, et travaillant à la lueur d'une lampe fumeuse qui, au bout d'une heure avait rempli l'air de molécules charbonneuses. Signaler ces inconvénients à votre attention, c'est les supprimer ; car vous n'ignorez pas que la santé est votre richesse et que votre devoir est

de ne pas rester dans l'apathie, s'il sagit de la conserver.

Je vous soumettrai, mes amis, une autre considération : beaucoup d'entre vous, livrés au travail de la boutique, contractent des habitudes sédentaires qui les tiennent comme rivés à leur logis, ou au-devant de leur porte. Je les engage à changer d'air, le plus possible, soit en exécutant eux-mêmes certaines courses qu'ils commandent à d'autres membres de la famille, soit en faisant des promenades champêtres pendant les jours de repos.

L'atmosphère de la campagne et le voisinage des arbres leur vaudra mieux que l'air des rues de la ville qui laisse tant à désirer.

Au revoir mes amis.

Ma prochaine lettre sera adressée aux pères et aux maris des blanchisseuses, des repasseuses et des fileuses.

DIX-SEPTIÈME LETTRE.

(19 octobre 1873)

Aux pères et aux maris des Blanchisseuses, des Repasseuses et des Fileuses.

Mes Amis,

Après avoir donné des conseils aux ouvriers de l'industrie la plus importante de la circonscription industrielle de Thiers, je n'aurai garde d'oublier les personnes qui par leur profession rendent tous les jours les plus grands services à l'hygiène. Filer le chanvre pour fabriquer des toiles, laver et apprêter le linge dont on se sert, n'est-ce pas travailler pour entretenir, à la surface du corps humain, cette propreté que je considère comme une condition indispensable à la santé.

Mes amis, vous vous étonnerez peut-être que mes paroles s'adressent directement à vous, plutôt qu'a vos filles et à vos épouses. En voici le motif :

Vous remplissez au foyer domestique les fonctions de directeurs suprêmes, et pour que la discipline s'observe, il faut que les ordres ou les conseils s'adressent à ceux qui exercent l'*autorité*. Sans le respect de la hiérarchie, il n'y a plus *d'ordre possible*. Mais, me direz-vous, le respect de l'autorité s'en va tous les jours.

Eh bien pourquoi ne pas le relever dans la famille? Si le respect de l'autorité s'en va, cela tient probablement à ce que les bases sur lesquelles repose l'autorité sont défectueuses. Quand un édifice menace de s'écrouler c'est qu'il est élevé sur de mauvais fondements, ou construit avec des matériaux sans valeur.

Examinons ce qui se passe au foyer de la famille :

Le père a des enfants qui ont franchi les premiers degrés de la vie et vont toucher à l'adolescence. Comment pourra-t-il exercer sur eux l'ascendant d'un correcteur du langage, si ses phrases et son accent pèchent contre les principes de la grammaire? Comment pourra-t-il les façonner à une vie sobre et laborieuse, s'ils sont témoins de ses flaneries et de ses débauches? Comment arrivera-t-il a leur inspirer des idées d'ordre et d'économie si négligeant d'avoir les yeux

fixés sur les colonnes de son actif et de son passif, il laisse exercer contre lui des poursuites qui le conduisent à sa ruine? Aura-t-il le droit de commander et de punir les infractions à ses ordres, quand les mauvais exemples découlent tous les jours de sa conduite?

Non, mes amis, le règne du *bon plaisir est passé*; et le père corrompu, débauché n'a plus le droit d'obtenir de ses enfants une obéissance aveugle. Dès que le flambeau de la raison éclaire l'intelligence de ses enfants, il faut que le père, s'il est logique, fasse appel à cette raison. *La force brutale doit disparaître du foyer paternel*, et le fils pour progresser dans la vie, doit se sentir dirigé par un père dont il aura reconnu la supériorité morale.

Pardonnez-moi, mes amis, cette disgression en faveur du but ; je voudrais, dans la mesure de mes forces, relever l'autorité du père et de l'époux, et c'est pour ce motif que je m'adresse à vous dans cette lettre.

J'arrive aux personnes qui s'occupent à *filer* le chanvre, et pour donner plus de poids à mes conseils, je veux vous raconter un fait que j'ai pu observer en 1857, au mois de février.

Une femme de la campagne, âgée de 40 ans environ, vient me consulter pour une lésion grave de la lèvre inférieure. Voici les antécédents : Il n'y a aucune trace de lésion organique chez ses parents; adolescence consacrée aux soins du ménage et à la garde du bétail; mariée à l'âge de 20 ans, elle a eu 4 enfants qu'elle a allaités; depuis dix ans elle sort moins dans les champs et se livre avec ardeur à la filature du chanvre, travail pendant lequel elle humecte souvent le fil de sa *salive* afin de le rendre plus apte a être *solide* et *uni*. Elle me raconte que depuis un an, elle a vu survenir, à la moitié gauche de sa lèvre inférieure, une petite fissure très-douloureuse. Elle a continué le travail de sa quenouille, et a vu l'état de sa lèvre inférieure s'aggraver de jour en jour.

Voici son état, au moment de ma consultation :

Tumeur du volume d'un œuf de pigeon occupant la moitié gauche de la lèvre inférieure ; ulcération sordide à la surface de cette tumeur ; odeur infecte ; engorgement des ganglions lymphatique de la région cervicale gauche ; douleur lancinante sans aucun relâche ; appétit presque nul ; digestions douloureuses ; tristesse continuelle.

Je prescris quelques palliatifs, pour calmer la douleur et enrayer la marche envahissante de cette lésion. Mes efforts sont impuissants et cette malheureuse femme, objet de dégoût pour elle et pour sa famille, succombe quatre mois après ma consultation,

Que s'était-il passé ?

L'habitude de filer le chanvre et d'humecter le fil de sa *salive* a été la cause de cette tumeur cancéreuse de la lèvre inférieure. On sait que le *rouissage* du chanvre consiste à le laisser, pendant plusieurs jours, dans une eau croupissante, afin de le rendre plus apte à être *teillé*. Or, le séjour de cette plante dans une eau marécageuse et putride ne peut manquer de lui communiquer des propriétés nuisibles. Combien le contact fréquent du fil de chanvre, souvent hérissé de particules acérées, contre les lèvres de la fileuse, ne doit-il pas irriter la

muqueuse labiale mince, douée d'une sensibilité exquise, et privée de la salive qui est prodiguée pour la filature!

Aussi, lorsque je vais à la campagne, je ne cesse de recommander aux fileuses de se servir d'une éponge imbibée d'eau, afin de se préserver des lésions graves de la lèvre, et je leur cite le fait qui précède en les engageant à réserver leur salive pour un meilleur usage.

Passons au métier des *blanchisseuses*.

Il existe deux catégories d'ouvrières. Les unes restent continuellement agenouillées au bord de la rivière, pour savonner et blanchir le linge ; les autres s'occupent à charger leurs hottes de linge blanchi et le transportent, soit dans les étendoirs voisins de la rivière, soit dans les étendoirs de la ville appartenant aux particuliers.

Examinons les conditions dans lesquelles se trouvent placées les ouvrières de la première catégorie.

Travaillant sans cesse agenouillées dans l'humidité, elles sont sujettes aux rhumatismes des membres inférieurs et à l'*hygroma*. Je m'étendrai sur cette dernière lésion dont j'ai pu observer quelques cas dans le cours de ma carrière médicale, je vais en citer un des plus saillants.

Il y a deux ans, je suis consulté au mois de mars, par une *blanchisseuse* âgée de 50 ans environ. Elle offre à mon examen une tumeur du volume du poing d'un homme, siégeant à la partie antérieure du genou droit. Voici ce qu'elle me raconte à ce sujet :

« Il y a dix ans, je me suis livrée au » métier de blanchir le linge ; je passe » depuis cette époque, toutes mes » journées agenouillée au bord de la

» rivière et j'ai remarqué, depuis trois
» ans, que mon genou droit était un
» peu plus volumineux que le gauche.
» Je n'en ai tenu aucun compte, parce
» que je ne souffrais pas et que la
» peau avait conservé sa couleur na-
» turelle ; mais depuis un mois mon
» genou est devenu si gros et si dolent
» que j'ai été obligée d'interrompre
» mes travaux et de venir aujourd'hui
» auprès de vous, pour trouver guéri-
» son à ce mal. »

La tumeur en question placée au devant de la rotule qu'elle d´borde de chaque côté, est formée par une poche synoviale qui s'est remplie d'un li-quide plus ou moins épais. Elle ne communique point avec l'articulation du genou ce qui en diminue notablement la gravité et permet une opération curative qui n'est jamais suivie de résultats fâcheux (ceci est à noter). J'ouvris cette tumeur, dont les téguments étaient très-épais et j'en fis sortir près d'un demi verre de sérosité sanguinolente, et des chapelets de matière graisseuse. Pour prévenir le retour de la maladie, je dus recourir au *drainage* et aux *ingections*. Au bout d'un mois, la cure était complète et les parois de la cavité adhéraient, dans tous les sens Comme cette ouvrière était obligée de travailler pour vivre, je lui conseillai, soit de porter le linge blanchi dans une hotte en osier, soit de devenir *femme d'ouvrage*. Je l'ai revue plusieurs fois depuis sa guérison. Elle marche sans difficulté, sans douleur, et le volume de son genou est toujours allé en diminuant ; aujourd'hui il est normal.

Pour prévenir l'*hygroma* je conseillerai aux blanchisseuses de poser leurs genoux sur un coussin qui puisse en atténuer la compression, et de varier souvent leurs occupations. Elles porteront la hotte et étendront le linge, pendant que leurs camarades les remplaceront au lavoir. Ces alternatives de travail à genoux et de transport du linge seront très-avantageuses aux ouvrières des deux catégories.

Quant aux ouvrières occupées à blanchir, sur le bord de la rivière, et exposées aux affections rhumatismales, je conseillerai les onctions des membres avec l'huile essentielle de térébenthine, les frictions sèches avec des linges chauds, pendant l'hiver, l'emploi de la flanelle ; et je leur recommanderai surtout, de ne pas garder sur leurs corps des vêtements mouillés. C'est l'oubli de cette dernière prescription qui les expose aux bronchites, au catarrhes, aux lumbago, et en dernier lieu à l'hydropisie. Qu'elles y songent sérieusement, si elles veulent éviter une vieillesse anticipée et des infirmités incurables !

Arrivons aux conseils hygiéniques concernant les *repasseuses*.

Ces ouvrières sont exposées à des lésions vitales et organiques sur lesquelles je me propose d'attirer votre attention.

En premier lieu je parlerai du brasier rempli de charbon ardent qu'elles placent, sans précaution, au milieu de leur atelier, et d'où se dégage sans cesse le gaz acide carbonique. Vous n'ignorez pas que ces émanations sont nuisibles à la santé en causant des douleurs de tête des faiblesses d'estomac, et l'apauvrissement du sang. On évitera ces inconvénients, en faisant chauffer les fers à repasser sur un réchaud disposé de manière à éloigner des voies respiratoires, le gaz délétère qui rend malsain l'atelier des repasseuses.

Il me reste à signaler une habitude nuisible déterminant chez ces ouvrières des maux que je n'ai vu nulle part indiqués. Vous avez tous remarqué que pendant leur travail, les repasseuses, après avoir saisi leur fer, l'approchent de la joue droite, pour en apprécier la température avant de le poser sur le linge. Or, j'ai eu à soigner des repasseuses auxquelles cette manœuvre procurait des érysipèles fréquents, des fluxions à l'œil droit, des douleurs dentaires, et, au bout d'un temps plus ou moins long, un défaut de symétrie dans les traits de la face, le côté droit devenant plus proéminent que le gauche. Je pense leur rendre un vrai service, en les éclairant sur cette habitude nuisible et les engageant à juger, par un autre moyen de la température de leurs fers.

Tels sont, mes amis, les conseils que je vous adresse, afin que votre autorité de père et d'époux contribue à les rendre efficaces. La femme est un être de sacrifice et de dévouement. En face des besoins du ménage, elle ne réfléchit pas et détruirait ses forces, si elle n'était ramenée à une conduite plus prudente par les *dépositaires de l'autorité domestique.*

Employez, je vous en prie, cette autorité, pour la conservation de sa santé, et surtout n'oubliez pas *que pour bien commander il faut savoir s'en rendre digne.*

Au revoir, mes amis.

Ma prochaine lettre sera pour les papetiers.

DIX-HUITIÈME LETTRE
(26 octobre 1873)

AUX PAPETIERS

Mes Amis,

On ne peut s'occuper de votre industrie, sans rappeler à sa mémoire les beaux-vers de Brébœuf, immortalisant l'inventeur de l'écriture :

> C'est de lui que nous vient cet art ingénieux
> De peindre la parole et de parler aux yeux,
> Et par les traits divers de figures tracées,
> Donner de la couleur et du corps aux pensées.

Si l'invention de l'écriture remonte aux temps fabuleux, la découverte du papier a une origine aussi ancienne, et l'emploi du *souchet papyrus*, chez les égyptiens, a une date des plus respectables. Vous pouvez donc vous flatter, mes amis, d'avoir pour ancêtres des artisans contemporains des Pharaons, et vos plus beaux titres sont d'avoir contribué, pour une large part, aux progrès de l'esprit humain, en lui fournissant le papier sur lequel il a écrit ses annales.

Passons à un autre ordre d'idées ; je ne tiens pas à vous décerner des quartiers de noblesse, je veux essayer de vous être utile en vous donnant des conseils pour conserver votre santé.

Dans les fabriques de papier les deux sexes sont employés en nombre à peu près égal ; les hommes ont des occupations qui leur sont affectées spécialement et sont par conséquent exposés à des inconvénients distincts. Toutefois, je signalerai ici avant d'aller plus loin un travail commun aux deux sexes, je veux parler des manipulations du *chiffon.*

Chez les peuples les moins civilisés, le *chiffon* n'est jamais employé. Au

Japon c'est l'écorce du *broussonetia papyriféra* où *mûrier à papier*, qui subit diverses préparations, jusqu'au moment, où réduit en pâte blanche, il est posé dans une *forme* faite de bambou artistement tressé, et devient une espèce de *feutre* qui desséché constitue une belle feuille de papier. En Chine, on fait également du papier avec le *broussonetia* et le bois de *bambou* macéré et lessivé dans des liquides alcalins.

Quant au papier de riz, dont l'aspect soyeux est si agréable à la vue, il se fabrique avec la moelle découpée d'un arbre de la famille des *artoearpus* auquel on donne le nom d'*aralia papyriféra*. Les *Indes* ont conservé, pour l'enregistrement de leurs écrits, le procédé primitif des égyptiens fabricant le papyrus. On utilise la feuille allongée du palmier qui battue et découpée ensuite en fragments de 20 centimètres de longueur devient un feuillet véritable, susceptible de recevoir l'écriture, au moyen de caractères, soit incisés, soit peints.

Si je n'avais à conseiller que ces artisans, mon rôle serait peu important, mais dans nos fabriques, le chiffon est employé sur une grande échelle, et je crois avoir quelques considérations utiles à émettre sur ce sujet.

Et d'abord qu'est-ce que le chiffon?

C'est une collection de débris végétaux et animaux, de linges et de vêtements mis hors de service ; on y trouve du mucopus, des insectes parasites et des ovules nombreux dont l'éclosion ne demande que des conditions favorables. Les manipulations et le triage du *chiffon*, en dehors des poussières plus ou moins nuisibles qu'il renferme, peuvent causer des maladies de peau très-variées contre lesquelles on ne pourrait se prémunir, qu'en plongeant le chiffon dans des lessives alcalines et le desséchant avant de le livrer à l'action du triage. Je ne doute pas que le côté pratique, utilitaire ne fasse reléguer mes conseils au rang des utopies. J'aurai rempli un devoir en éclairant les ouvriers et les patrons sur une cause morbide qui n'est pas à dédaigner, dans une époque, où les maladies épidémiques les plus graves ont été considérées par beaucoup d'auteurs comme le résultat de certains *parasites*. En tout état de choses, je ne saurais trop recommander aux vieilles femmes chargées du *triage du chiffon*, de redoubler, à leur logis, de soins de propreté, afin d'éviter pour elles et pour les petits enfants qui aiment tant les grand'mères, tous les inconvénients de leurs occupations. Je préviens aussi les ouvriers dont la peau des mains aurait éprouvé quelque lésion de ne pas se servir pour bandage des chiffons, même les plus beaux. Il faut cautériser et recouvrir toutes les blessures de linge frais et propre.

Comme aux ouvriers qui respirent des poussières malsaines, je recommande aux papetiers chargés du *triage* de se gargariser souvent la bouche avec de l'eau salée, et si l'oppression de poitrine les atteint, de recourir aux vomitifs qui, augmentant la sécrétion des mucosités, favorisent l'expulsion des matériaux nuisibles de la poitrine.

Je profiterai de cette occasion, pour manifester le regret que j'éprouve, en constatant pour la classe ouvrière de notre ville l'impossibilité presqu'absolue de prendre des bains domestiques. Que d'artisans! que d'ouvrières n'ont jamais baigné leur corps dans une eau pure ou additionée de quelque substance médicamenteuse ! et cependant que d'avantages ne retire-t-on pas des bains dans certaines maladies de la peau et des voies digestives ! Depuis mon arrivé à Thiers je n'ai cessé de réclamer des travaux convenables pour augmenter la quantité et la qualité de nos eaux potables, et je serais heureux si un large approvisionnement d'eau pour notre ville pouvait enfin satisfaire à tous nos besoins !

Quant aux *chiffons* dont le besoin est si urgent et dont le *triage* actuel est nuisible, je ne vois qu'un moyen d'atténuer cet inconvénient, c'est la recherche et l'exploitation sur une plus grande échelle des *succédanés du chiffon*. Là réside tout l'avenir de la papeterie et l'amélioration de la santé des ouvriers qui s'en occupent. L'Angleterre nous a déjà tracé la voie ; et des hommes très-compétents avec qui je me suis trouvé en r lations, regardent les *pâtes chimiques de bois*, comme une mine féconde à exploiter. Si les fabricants de France entraient résolument dans cette carrière, peut-être surgirait-il quelques inconvénients nouveaux, au point de vue hygiénique, mais à coup sûr, les ouvriers seraient plus facilement soustraits à ces dangers patents, qu'au contact insidieusement hostile du *chiffon*.

Les défenseurs du système actuel ne manqueront pas de s'élever contre mes insinuations, à l'endroit des résultats nuisibles du *triage*. Je leur répondrai en me plaçant, sous l'égide de plusieurs syphiliographes qui ont regardé comme véhicules de la syphilis, les linges qui ont servi aux indivi-

dus atteints de la maladie vénérienne. D'autres *virus* dont je ne veux pas faire ici l'énumération , peuvent se transmettre également , au moyen des linges qui en sont imprégnés. Du reste, quant il s'agit de ces influences occultes qui, comme les infiniments petits , échappent plus d'une fois à l'œil de la science humaine et qui n'ont pas été l'objet d'études minutieuses, je suis d'avis qu'il vaut mieux pêcher par excês que par défaut de prudence. Les législateurs anciens , à la tête desquelles nous placerons *Moïse*, étaient tellement pénétrés du danger qu'on court en touchant les objets impurs, qu'ils avaient ordonné de les brûler, et établi comme des préceptes religieux l'obligation des bains et des ablutions fréquentes. Pour moi, je suis bien éloigné de livrer au feu les objets, les tissus qui peuvent être utiles, en subissant une transformation ; mais je désirerais que les succédanés du chiffon devenant abondant, on pût prendre toutes les précautions nécessaires pour que les manipulations du *chiffon* fussent inoffensives.

Dans l'état actuel de la fabrication, l'ouvrier redoublera d'attention pour les soins de propreté ; on changera le plus souvent possible de linge et de vêtements ; on surveillera l'état de la peau des mains qu'on lavera avec du vinaigre avant et après le travail, et si les bains domestiques ne sont pas possibles en été, on fera des lotions sur le corps avec une éponge qui enlèvera de l'épiderme toutes les molécules malsaines. Je recommande ces soins de propreté aux jeunes femmes qui rendront ainsi à leurs mères les soins qu'elles en ont reçu pendant leur enfance. Après les lotions avec l'eau tiède savoneuse, la peau sera essuyée promptement et frictionnée avec l'huile essentielle de térébenthine qui a le privilége de combattre le rhumatisme et d'être *insecticide*. Les jeunes personnes seront bien payées de leur peine, en éliminant ainsi du foyer domestique, la maladie et les parasites qui sont le tourment des deux extrêmes de la vie, l'*enfance* et la *vieillesse*.

Arrivons maintenant à un préjugé qu'il ne sera pas facile d'extirper de l'intelligence des ouvriers en papeterie. Le plus grand nombre tient à faire sa journée de minuit à midi. Je n'entrerai pas, pour combattre cette routine dans l'examen des motifs qu'ils allèguent, je me contenterai de leur affirmer qu'en agissant ainsi, ils vont contre les préceptes de l'hygiène. L'homme n'est pas un animal *noctambule* et les rayons du soleil lui sont nécessaires pour entretenir sa santé, pendant son travail. Je me souviens avoir lu dans un ouvrage sur l'*Algérie*, qu'un colonel voulant éviter a son régiment les ardeurs du soleil, pour une route assez longue qu'il avait à faire, commanda aux soldats de se reposer le jour afin de marcher pendant la nuit. Cette infraction aux lois naturelles ne lui réussit guère. Le nombre des malades augmenta et les militaires furent les premiers à réclamer la marche pendant le jour. — *Avis aux lecteurs*.

Quant aux ouvriers papetiers qui sont occupés près des *cuves*, et restent debout dans des lieux humides, je les renverrai à ma 10me lettre et je leur recommanderai les frictions aux membres avec l'huile essentielle de térébenthine. C'est une substance *anti-rhumatismale* par excellence.

Je touche maintenant à une question des plus importantes, je veux parler du travail des jeunes filles.

A quel âge les jeunes filles doivent être employées au travail de la papeterie?

Combien d'heures doivent-elles travailler?

Le travail nocturne leur est-il préjudiciable?

Telles sont les principales questions sur lesquelles les parents doivent être éclairés.

Pour répondre à la première question, nous ferons remarquer aux parents qu'il n'y a rien d'absolu.

Telle fille à 12 ans offre des conditions de force et de santé que sa camarade n'a pas à 17 ans. Nous nous bornerons donc à conseiller l'éloignement d'un travail sédentaire, dans les ateliers de papeterie, aux jeunes filles chétives, à tempérament lymphatique, à celles dont les glandes du col sont engorgées, ou dont la taille offre quelques indices de déviation. Pour que l'adolescence soit bonne et prépare heureusement l'évolution de la puberté, à ces êtres débiles, il faut le mouvement en plein air, l'influence de l'insolation ; il faut, en un mot, que les agents extérieurs et les aliments fassent, dans cette période importante prédominer l'actif des forces sur le passif.

Sans les précautions que j'indique, vous ferez de ces jeunes filles, livrées trop tôt au travail de la papeterie, des êtres à développement incomplet, atteintes de *chlorose* ou *pâles couleurs*, rongées à l'intérieur par les vers, et destinées, si elles se marient à devenir inaptes à remplir leurs devoirs, et ne pouvant procréer qu'une génération débile.

Passons à la deuxième question. Combien d'heures doivent-elles travailler?

Ici je répondrai que tout est encore relatif et les parents devront étudier attentivement l'état des forces de leurs enfants pour se déterminer sur ce grave sujet.

Quant à la dernière question, je n'hésite pas à prononcer avec tous les auteurs qui ont écrit sur l'hygiène que le *travail nocturne* est nuisible aux jeunes filles, sous tous les rapports.

Je n'entrerai pas dans tous les développements que comporterait l'étude des questions posées, je me borne à attirer l'attention des parents sur la responsabilité qui leur incombe et à les prévenir que, de cette entrée de leurs filles, dans la carrière du travail, depend l'avenir qui leur est réservé. S'ils sentent leur insuffisance pour la direction de leurs enfants, qu'ils consultent le médecin dont le coup d'œil exercé leur tracera la meilleure voie, et leur indiquera les règles à suivre pour le maintien de leur santé, dans l'exercice des divers travaux. *Prévenir vaut toujours mieux que guérir.*

Au revoir, mes amis.

Ma prochaine lettre sera consacrée à des *instructions générales pour prévenir les épidémies.*

DIX-NEUVIÈME et DERNIÈRE LETTRE

(2 novembre 1873)

—

A TOUS MES CONCITOYENS

Sur les moyens de prévenir les Épidémies

—

Mes Amis,

Avez vous jamais été témoins des ravages d'une épidémie?

Quand le fléau s'abat sur une population et frappe un quartier, puis un autre, on ouvre les yeux avec effroi, et l'on reconnaît que le mal n'est ni ici, ni là, mais qu'il est partout et qu'il moissonne des victimes dans tous les rangs de la société. Que font alors les habitants affolés de terreur? Ils se déterminent à prendre des mesures d'assainissement et ces précautions tardives, inopportunes ne font qu'augmenter les ravages de l'épidémie. On remue en plein jour, et l'on s'efforce, d'éloigner des cités, les débris de toutes sortes, les engrais que la cupidité a fait amonceler dans les logis, et l'on arrive à saturer l'air de molécules putrides, au moment où il eût été nécessaire de livrer à la respiration une atmosphère pure et salutaire.

Quelle position affreuse! Rien ne s'effectue avec ordre. Ce que l'un fait dans l'intérêt public, son voisin le détruit souvent pour satisfaire aux vils calculs de son avarice. Plusieurs tombent indifférents, sous la faux de la mort, et certains, spéculant sur la calamité publique, cherchent à exploiter leurs semblables, jusqu'à ce que le trépas vient mettre un terme à leurs agissements sauvages. Si la mortalité augmente, l'égoïsme s'empare des cœurs, on se fuit, on s'évite. L'homme devient un poison pour l'homme; et sans les prodiges de dévouement qu'opère la charité, les maisons et les rues seraient encombrées de cadavres.

Il faut lire dans les vieilles chroniques la description des pestes qui ont affligé l'humanité pour être frappé d'étonnement, à la vue des mesures absurdes ou atroces qui étaient prises; et pour vous en donner une idée, je vous citerai une délibération du conseil de Thiers (26 octobre 1628). (1).

Les consuls exposent « qu'ils ont reçu
» une lettre des consuls de Montferrand
» portant qu'il a été veu en leur ville et
» à Clermont, un quidam soubçonné
» d'estre ung des insfecteurs qui courent
» par les provinces du royaulme, pour
» infecter soit de la maladie contagieuse
» ou venin ; qu'il engraisse les serrures
» et portes des villes et maisons où il
» passe; et que heussions à y prendre
» garde. En conséquence de laquelle
» lettre, ayant été advertis que ledi
» homme estait entré, ainsi qu'il a été
» despain dans ladi lettre, à la porte de
» la Malorie de cette ville, aurions en-
» voyé des hommes exprès, sur le grand
» chemin de Lyon où il aurait prins la
» route, lequel ils n'auraient pu trouver
» et aussi avons fait desloger du lieu de
» *Bouterige* des Bohêmes qui y ètaient
» logés par les cappitaines accompagnés
» de leurs suittes affin d'esviter quelque
» malladie, qu'ils heussent pu mettre. »

Malheur au naturaliste étranger qui, pour faire progresser la science eut été rencontré, avec une boîte à botanique, sur le grand chemin de Lyon dans les circonstances précitées. Il aurait vainement protesté que ses excursions et ses études n'avaient d'autre but que le bonheur et la santé de ses compatriotes ; il eût été saisi, garrotté et brûlé vif sur quelque place publique.

Et pendant que les autorités de la ville de Thiers s'occupaient de pourchasser le mystérieux *infecteur* signalé par les consuls de Montferrand, examinons l'état de la ville :

Les rues n'avaient ni pavé ni macadam ; devant la plupart des maisons s'élevait un tas de fumier destiné à engraisser les vignes et les jardins. Du haut des toits qui s'avançaient dans la rue, tombait la pluie qui délayait les ordures. Plusieurs familles élevaient des porcs qu'on lâchait le matin. Ces animaux immondes parcouraient les différents quartiers de la ville, fouillant les tas d'ordure, se rendaient aux cimetières où ils mangeaient l'herbe sur les tombes de nos aïeux, et rentraient à leurs écuries respectives situées au rez-de-chaussée des habitations, pour y dévorer la patée qui les attendait.

Les corps morts étaient inhumés, soit dans les églises, soit dans les cimetières attenant aux églises, de telle manière que, pendant les réunions nombreuses du culte, les exhalaisons des fidèles, combinées avec les émanations putrides filtrant à travers les dalles, constituaient une atmosphère des plus infectes. On eût pû dire alors avec plus de vérité que dans l'adage du droit : *Le mort saisit le vif.*

Le quartier des Boucheries et les lieux environnants étaient surtout remarquables par leur insalubrité, et le touriste qui visitait notre cité ne pouvait regarder sans dégoût ces anfractuosités de terrain situées au-dessous du rempart, où le sang et les intestins

<hr>

(1) Voir simples notes pour servir à l'histoire de Thiers, par Gustave Saint-Joany, 1865.

des animaux tués, se décomposaient en plein air et répandait dans ce quartier les effluves les plus malsains. Pourquoi ne pas mettre la main à l'œuvre pour faire disparaître toutes ces causes de mortalité? N'eût-il pas mieux valu assainir cette pauvre ville que de courir sur les traces de l'*infecteur* de Montferrand! Et les hommes éclairés de cette époque n'auraient-ils pas dû braver les jérémiades des amateurs de fumiers et de pourceaux qui s'écriaient en joignant les mains : « *Mon Dieu, si on défend les porcs dans la ville, que va devenir le pauvre monde!* »

Nous trouvons un exemple de terreur et de mesures absurdes en 1720, année remarquable par la peste de Marseille. Le bruit de ce fléau motiva, le 20 avril, la délibération suivante de notre conseil de ville (1). Les consuls exposent :

« Que la contagion dont la ville de
» Marseille est affligée et dont les villes
» de la même province sont menacées
» doit faire rompre tout commerce avec
» des lieux aussy suspects; qu'on ne
» saurait apporter trop de précautions
» pour se garantir d'un mal dont les suites
» sont si funestes; que le plus sûr moyen
» est, en gardant la ville et ses avenues,
» d'empêcher toute sorte de communi-
» cations et l'entrée des marchandises
» qui ne sont pas encore arrivées de
» Beaucaire, et croyant que pour y par-
» venir, il est absolument nécessaire de
» commander la milice bourgeoise, de
» confirmer les officiers de quartier et
» d'en nommer d'autres à la place de
» ceux qui sont décédés, et comme tou-
» tes les prévoyances humaines ne sont
» rien, pour arrêter le cours des décrets

» de Dieu quelque bonnes que soient
» les intentions desdits sieurs remons-
» trants, ils ne sauraient les faire réussir,
» sans implorer par des prières publi-
» ques la miséricorde de Dieu. Sur quoi
» a été délibéré ques nousd. consuls prie-
» ront messieurs du chapitre de vouloir
» faire des prières et particulièrement
» une procession générale, dans la cha-
» pelle de Saint-Roch, vendredi pro-
» chain, pour implorer la miséricorde
» de Dieu. En second lieu, que la milice
» bourgeoise sera commendée pour com-
» mencer, dès ce soir, à garder la ville
» et ses avenues et posé des sentinelles
» aux endroits les plus convenables; et
» attendu que la plupart des murs de la
» ville sont ruinés, a été délibéré qu'il
» sera fait des barricades dans les en-
» droits les plus convenables et que les
» trous seront bouchés avec des espines. »

Voyez-vous d'ici ce tableau! Aucune mesure d'hygiène, aucun ordre pour assainir les personnes et les lieux. On demande des processions et l'on barricade avec des *espines*. Et le grand courant de l'atmosphère qui transporte en un clin d'œil les miasmes infectieux, pouvaient-ils l'arrêter comme un simple piéton? Les hommes sensés de l'époque n'eussent-ils pas dû leur tenir à peu près ce langage : Misérables, la terre est comme un vaste domaine que Dieu a livré à l'homme pour le féconder et pour y vivre. Le bonheur qui est dévolu à votre race ne peut-être obtenu que par le travail et la propreté. Si vous logez dans des maisons insalubres, amoncelées dans un petit espace, si vous laissez croupir dans vos logis et dans les rues des matières infectes, n'est-ce pas vous qui allez au-devant des épidémies? Est-ce la colère de Dieu qui frappe en ce moment la ville

_____

(1) Voir l'ouvrage déjà cité de Gustave St-Joany

de Marseille où les matières putrides surabondent, dont le port est un foyer d'infection? Est-ce Dieu qui vous livre à tous les excès de l'alcoolisme et de la débauche? Il apparaît de temps en temps quelques maladies sporadiques, comme des signaux, pour vous avertir d'êtres propre et vigilants. Au lieu de cela, vous restez dans une coupable torpeur et vous vous mettez en train de prier pour *désarmer la colère de Dieu*. Allez donc, vous blasphémez; Dieu n'est pas aussi méchant que vous osez le peindre, vous êtes les victimes de vos vices, et vos premiers devoirs sont d'administrer avec activité et prudence le beau domaine qu'il vous a livré.

Et pour mieux vous faire sentir l'âpreté des mauvaises passions, allez visiter les ruines d'Herculanum et de Pompeï. Vous y verrez des villes englouties et étagées les unes sur les autres. Est-ce la faute à Dieu, si ces populations ont péri par les flammes, et si leurs héritiers sourds à la grande voix du Vésuve n'ont pas craint d'élever des ruches humaines sur celles que la lave avaient englouties?

Je m'arrête et réclame votre attention sur les moyens les plus propres à prévenir les épidémies. Je les résume :

Ces moyens sont de deux ordres.

1° Assainir les lieux et les corps; hygiène des villes, des maisons; éducation physique, basée sur la gymnastique pour les deux sexes; destruction du paupérisme ;

2° Assainir les esprits, en proscrivant l'ignorance et propageant l'instruction qui donne à l'homme la notion du *juste* et de l'*utile*.

Puissent les autorités accomplir ce programme, afin de n'être jamais prises au dépourvu lors de l'invasion des épidémies !

Tout à vous.

TRAVAUX SCIENTIFIQUES DU MÊME AUTEUR

1° **Essai sur les fistules vésico et recto-vaginales** qui font suite aux accouchements laborieux. Indication d'une nouvelle méthode curative. Montpellier 1844.

2° **Quelques considérations sur le traitement de l'hydrocèle vaginale.** (Bulletin de thérapeutique.) Paris 1846.

3° **De la ville de Thiers** envisagée sous le rapport médical et et industriel. (Cuissac, imprimeur, 1846.) Mémoire adressé au corps municipal de cette ville.

4° **De l'importance du type** dans le traitement des maladies aiguës. (Bulletin thérapeutique. Paris 1847.)

5° **Mémoire sur le traitement du pied-bot** par la ténotomie sous-cutanée, aidée d'appareils simples et méthodiques. (Clermont, Thibaud-Landriot, 1849.)

6° **Un mot sur le traitement des fractures du maxillaire inférieur.** (Bulletin de thérapeutique.) Paris 1850.

7° **Mémoire sur un nouveau mode de traitement des kystes ovariques** adressé à l'académie de médecine de Paris 1857.

8° **Mémoire sur la rétention du placenta** adressé à la Société médicale de Clermont-Ferrand, 1866.

9° **Mémoire sur la variole et la vaccine** lu à la Société médicale de Clermont-Ferrand, 1863.

10° **Mémoire sur le traitement de la hernie abdominale étranglée et de l'anus contre nature** lu à la Société médicale de Clermont-Ferrand, 1870.

11° **Mémoire sur le traitement de la cataracte** lu à la Société médicale de Clermont-Ferrand, 1871.

12° **Mémoire sur l'assistance médicale publique** lu à la Société médicale de Clermont-Ferrand, 1872.

13° **De quelques applications de la glace en médecine et en chirurgie.** Conférence faite à la Société d'études de la ville de Thiers, avril 1873.

14° **Mémoire sur la prostitution dans la ville de Thiers** lu au Conseil d'hygiène et de salubrité publique de cette ville, 1873.